JN066183

死ぬまで若いは武器になる

# 不老長寿メソッド

鈴木祐

かんき出版

# まえがき

世の中には、驚くほど若い心と体を持った人々が存在します。多くの国における健康寿命が70歳そこそこなのに対し、彼らは100歳になっても健やかに表を歩きまわり、楽器の演奏やチェスのような頭を使う作業も難なくこなすのです。

**イタリアのサルデーニャ島をご存じでしょうか？**　地中海に浮かぶ風光明媚な観光地で、多くのセレブに愛されるリゾートとして名を知られています。が、昔から科学者のあいだでは、サルデーニャ島は違った観点から有名な土地でした。というのもこの島は、100歳以上の老人が世界でもっとも多い〝**超長寿エリア**〟のひとつだからです。

統計によれば、この地域で暮らす百寿者の割合は、一

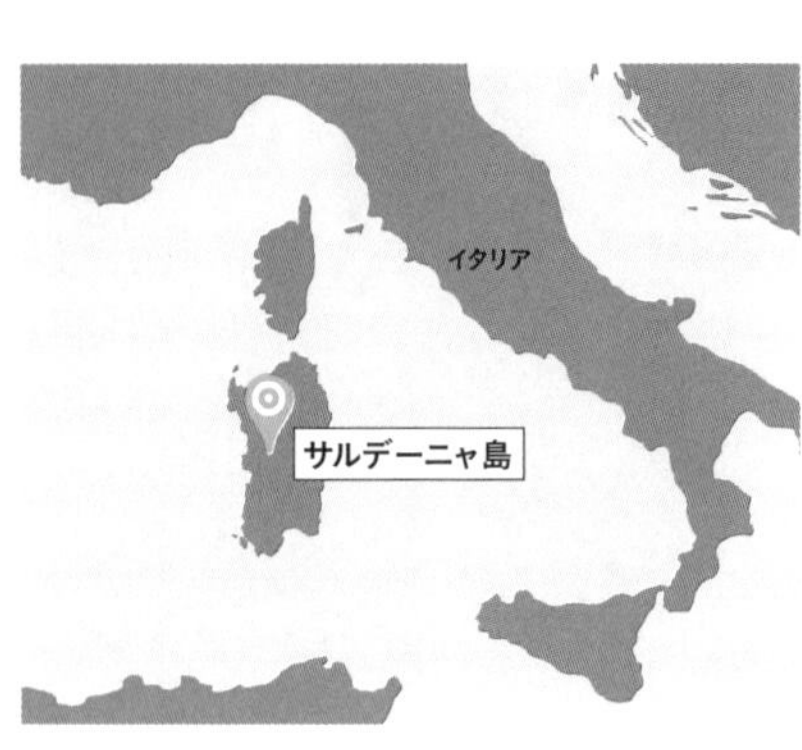

般的な先進国のなんと10倍にものぼります。日本も世界に名だたる長寿国ですが、サルデーニャ島にはかないません。

この島がさらにすごいのは、ほとんどの百寿者がただ長生きなだけでなく、楽しい人生を送っている点です。

**みな朝から活発に近所を歩きまわり、島内に寝たきりの老人はゼロ。それぞれが家族や友人と強いきずなを持ち、歌や料理などの趣味を愛しながら死ぬまで働き続けます。**つまり、彼らは圧倒的に人生を楽しんでいるのです。

もうひとつ特筆すべき事例が、**南米ボリビアに住むチマネ族**でしょう。いまもアマゾン盆地で狩猟と採集をしながら暮らす原住民族で、そのライフスタイルは旧石器時代と変わらないと考えられています。そして、彼らの肉体もまた、長らく科学者の注目を集め続けてきました。

その理由は、チマネ族には心臓病が皆無に近いからです。狭心症、心筋梗塞、動脈硬化などの現代人を悩ませ

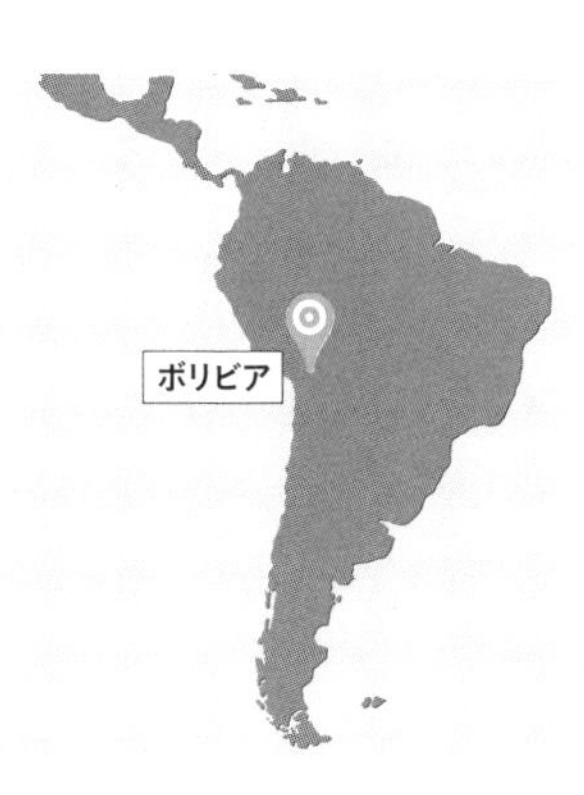

る病気の発症率はほぼゼロで、高血圧やコレステロールの異常、肥満といったリスク要因もまず見受けられません。

約７００人のチマネ族にＣＴスキャンを行ったデータによれば、全体の65％は、75歳を過ぎても動脈硬化のリスクがゼロのままだったとのこと[1]。80歳を過ぎたチマネ族の血管年齢は、先進国における50歳と同じレベルだったというから驚くばかりです。

ご存じのとおり、**先進国において心臓病は癌に次いで死亡率の高い病気です。日本でもおよそ15％が心臓病で命を落とすほど**ですから、チマネ族の健康さは頭ひとつ抜きん出ています。

はたして、サルデーニャ島の百寿者とチマネ族の肉体には、どのような秘密があるのでしょうか？　たんに優秀な遺伝子にめぐまれただけなのか、はたまた知られざるテクニックでも持っているのでしょうか？

**本書の目的は、彼らのように〝常識を超えた若さ〟を保ち続ける人々のライフスタイルを参考に、科学の視点からアンチエイジング（抗老化）の要点を学ぶことです。**その過程で、あなたの心と体が持つポテンシャルを最大限に引き出し、サルデーニャ島の百寿者並みに人生を楽しむための下地を作り上げるのがゴールとなります。ありがたいことに、ここ十数年でヒトの老化に対する理解が格段に進み、外面と内面をともに若く保つためのポイントが明らかになってきました。もちろんすべての生物にとって「老い」は避けられない運命ですが、ある程度までなら**時計の針を巻き戻すことはできるのです**。

執筆にあたっては、**1970年代から現在までに発表された抗老化の文献から、GRADEシステムなどにもとづいて質が高いものを抽出し、およそ3000超のデータを参考にしました**。と同時に、UCLAやハーバードといった機関の専門家に意見を求め、科学的な妥当性と効果のバランスが良いテクニックを選び抜きました。

その意味で、この本は古今東西のアンチエイジング法から最も信頼できる手法だけを集めた「ベスト盤」のようなものです。なかには「睡眠」や「運動」といったありふれた提案もありますが、データの裏づけを共にすればモチベーションも上がりやすいでしょう。もちろん、本書のテクニックはすべて筆者も個人的に実践しています。

それでは、はじめましょう。

2021年1月　鈴木祐

PART 2 実践編 ―― 正しく苦しむ

運動 ―― 段階的な負荷で、見た目も脳も若返る

## 毒とファスティング
### ——代謝を改善し、細胞レベルで肉体を若返らせる

CHAPTER 4

## メンタル ——「老けるストレス」と「若返るストレス」を分ける

PART 3 …… 実践編 —— 正しく癒える

# 栄養素 —— 若返る食事、老ける食事を知る

CHAPTER 6

## 睡眠
今日から始められる
薬に頼らない快眠体質づくり



CHAPTER 7

## 美肌
世界最高権威も認めた、
シンプルながら強力なスキンケア

## CHAPTER 8 脱洗脳――見た目が若い人の心の持ちようとは？

PART 4
ロードマップ編──正しく行う

## ロードマップ──最短ルートで目標を達成しよう




装丁 小口翔平+加瀬 梓(tobufune)
本文デザイン 喜來詩織(エントツ)
イラスト はしゃ
DTP Office SASAI

PART 1

# 理論編 ▼ 正しく知る

ハードに訓練せよ。
しかし、それ以上に
ハードに休憩せよ

——ジョー・フリエル
（プロコーチ。『トライアスリート・トレーニング・バイブル』著者）

食事法、スキンケア、生活習慣の改善、リラクゼーション……。

世の中にはさまざまなアンチエイジング法が存在し、いまも日々新しいテクニックが生み出されています。ネットを少し探すだけでも大量の技法が見つかるため、情報の海におぼれてしまう人も多いでしょう。

そこで本書では、細かな実践に進む前に、まずはアンチエイジングにおける根本的な考え方を紹介しておきます。というのも、世に出まわる大量のアンチエイジング法のなかから、データをもとに本当に効果的なものだけを抜き出してみれば、根っこで共通するポイントはみな同じ。**正しい若返りのテクニックには、すべてに共通する「ある原則」が存在するからです。**

その原則を端的にまとめると、真のアンチエイジング法は、次の3つのフェーズ（段階）で構成されます。

**フェーズ1 ▸ 苦痛**
自分の心と体へ意図的にダメージを与える

**フェーズ2 ▸ 回復**
心身が受けたダメージを徹底的に癒やす

**フェーズ3 ▸ 往復**
苦痛と回復のフェーズをくり返す

**苦痛と回復のサイクルを何度も回すのが、本書でお伝えしていくテクニックの肝**。始めにこの原則を押さえておけば、大量の情報に迷ってしまうケースも減るでしょう。

各フェーズの要点を、くわしくご説明していきます。

# 苦痛⇅回復
## ——苦痛と回復のサイクルで若返る

### フェーズ1……苦痛

**「私を滅ぼすに至らないすべてのことが、私を強くする」**

この言葉は、ドイツの哲学者ニーチェが、人間が持つ回復力のメカニズムを端的に表現したものです。

「十代の部活で先輩に怒鳴られて忍耐力がついた」や「仕事で味わった苦労が転職に役立った」といった経験は誰にでもあるはず。パワハラのように理不尽な苦労は論外ですが、「適度な苦痛」が私たちの能力を高める力を持つのは間違いないでしょう。

ニーチェの言葉は、実はアンチエイジングの仕組みにも当てはまります。あなたを滅ぼすに至らないすべての苦痛には、あなたの肉体を若返らせる効果があるからです。

わかりやすい例は**「運動」**でしょう。運動が体に良いことはいまさら言うまでもなく、**たとえば1日15分の激しいエクササイズをするだけでも、心疾患の病気で死亡する確率を45%、全死亡率を30%も減らすほどの効果を得られます**[1]。そのメリットは複数のデータで何度も確認されており、疑いようはないでしょう。

と説明すると、「死亡率が減ったといっても、それはたんに健康な体になっただけで、若返ったことにはならないのではないか？」と思われた方もいるかもしれません。

しかし、ご安心ください。〝肉体が健康な人ほど実年齢よりも見た目が若い〟ことは、過去に何度も実証されています。

具体的には、1826人の双子を10年にわたって追跡した調査では、**周囲から若く見られる人ほど生存率が高い傾向がありました**[2]。日本で行われた別の調査でも、肌にシミやシワが少ない見た目の若い女性は内臓脂肪が少なく、動脈硬化のリスクも低かったと報告されています。**ひとことで言えば、肉体が健康な人は見た目も若いわけです**[3]。

アンチエイジングに有効な運動は、CHAPTER2でまとめています。

本題にもどりましょう。運動があなたの肉体を改善し、ひいては見た目の若さにつながるのは間違いないにもかかわらず、「なぜ体を動かすと健康になれるのか？」の答えは、まだ明確にわかっていないことをご存じでしょうか？

特定のホルモンが分泌されるからではないか？　カロリーバランスが改善されるのが原因ではないか？　インスリンの働きが上がるからではないか？

仮説はいくつも提唱されているものの、体を動かすと動脈硬化が減る理由や、エクササイズによって癌の発症率が下がる根拠などを正確に解き明かすメカニズムは、いまも謎に包まれたままなのです。

その点で、現時点でもっとも有効な考え方が**「ホルミシス」**です。1888年にドイツの科学者ヒューゴ・シュルツが見つけた現象で、ある日、博士は少量の毒物がイースト菌の成長を加速させているのを発見。不思議に思った博士は調査を進め、こんな結論を導き出します。

**「すべての物質は、少量であれば刺激し、適量であれば抑制し、多量であれば殺傷する」**

生き物にとって本来は有害なものでも、ほんの少しなら良い効果をもたらすこともある、というわけです[4]。以降も似たような発見は続き、1943年には、免疫学者のチェスター・オウサムが樹液の毒で菌類の成長スピードが上がる事実を確かめ、**ギリシャ語で「刺激」を意味する「hórmfisis」にちなんで、**この現象を「ホルミシス」と名づけました。つまり、ホルミシスの要点をひとことでまとめると、**「多すぎれば有害だが、少なければ有益に働く作用」**のようになります。

## 人の運命は「痛み」によって決まる

ホルミシスに近い考え方は、古来から存在していました。

2世紀に書かれたユダヤ教の聖典**「ピルケイ・アヴォート」**には、「我々は痛みによって手に入れる」という一節があります。「精神の成長に必ず痛みがともない、その苦しみなくして恩寵(おんちょう)は得られない」といったユダヤ教の考え方を、スピリチュアルに示した表現です。

さらに17世紀には、英国の詩人ロバート・ヘリックも**「痛みなくして得るものはない。**

**働かねば利益はほぼ出ない。人の運命は痛みによって決まるのだ」**との言葉を残し、成長の過程につきまとう苦しみのメリットを強調しました。

楽に成長したいと望むのは人間の性（さが）ですが、実際には何らかの不幸や苦痛が欠かせないことは、大昔から認識されていたわけです。

実は、私たちのまわりにはホルミシスがあふれています。たとえばワクチンの仕組みなどは、ホルミシスの典型例です。ご存じのとおり、ワクチンは毒性の弱い病原体や抗原を体内に送り込み、人間が生まれ持つ防御システムを活性化させることで、また同じ病原体に襲われても病気にかからない体を作り上げます。フランスの細菌学者ルイ・パスツールは、この仕組みを**「強い病気を起こすものから弱い病気を起こすものを人工的に作り出し、それをワクチンにする」**と表現しました[5]。まさにホルミシスの原理そのものでしょう。

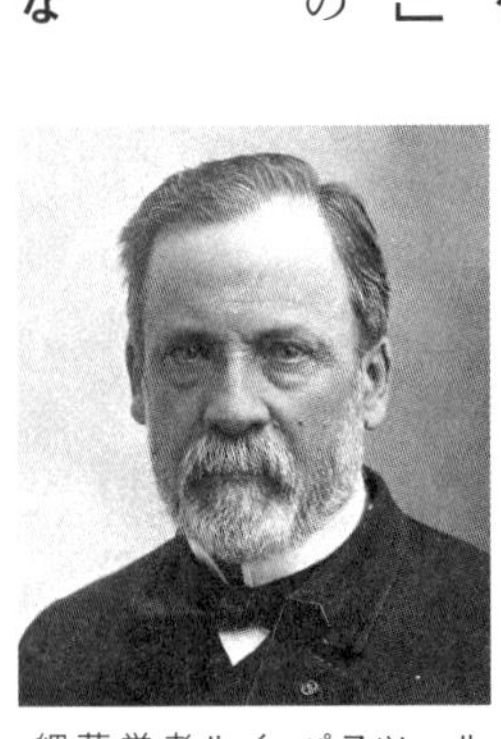
細菌学者ルイ・パスツール

より身近なところでは、**サウナもホルミシスの代表的な**

**例**です。70度以上の高温に身をさらすと、私たちの体は深部の温度が上がり、心拍数が平均で120bpmまで増えます。これは軽いジョギングなどで起きる変化に近く、おかげで心臓や血管の改善につながっていくわけです。

その健康効果には一定の評価があり、フィンランドで約2300人を対象に行われた研究では、週に2〜3回サウナを利用する男性は、サウナを使わないグループと比べて**心臓や血管の病気で死ぬリスクが27%減少**[6]、**週の利用度が4〜7回だった場合は、死亡リスクがさらに50%まで下がっていました**。別のデータでも、サウナで認知症やアルツハイマー病のリスクが65%も減ることが示されており、なんとも驚くべき数値と言えるでしょう[7]。それもこれも、サウナが運動の効果を疑似的に再現す

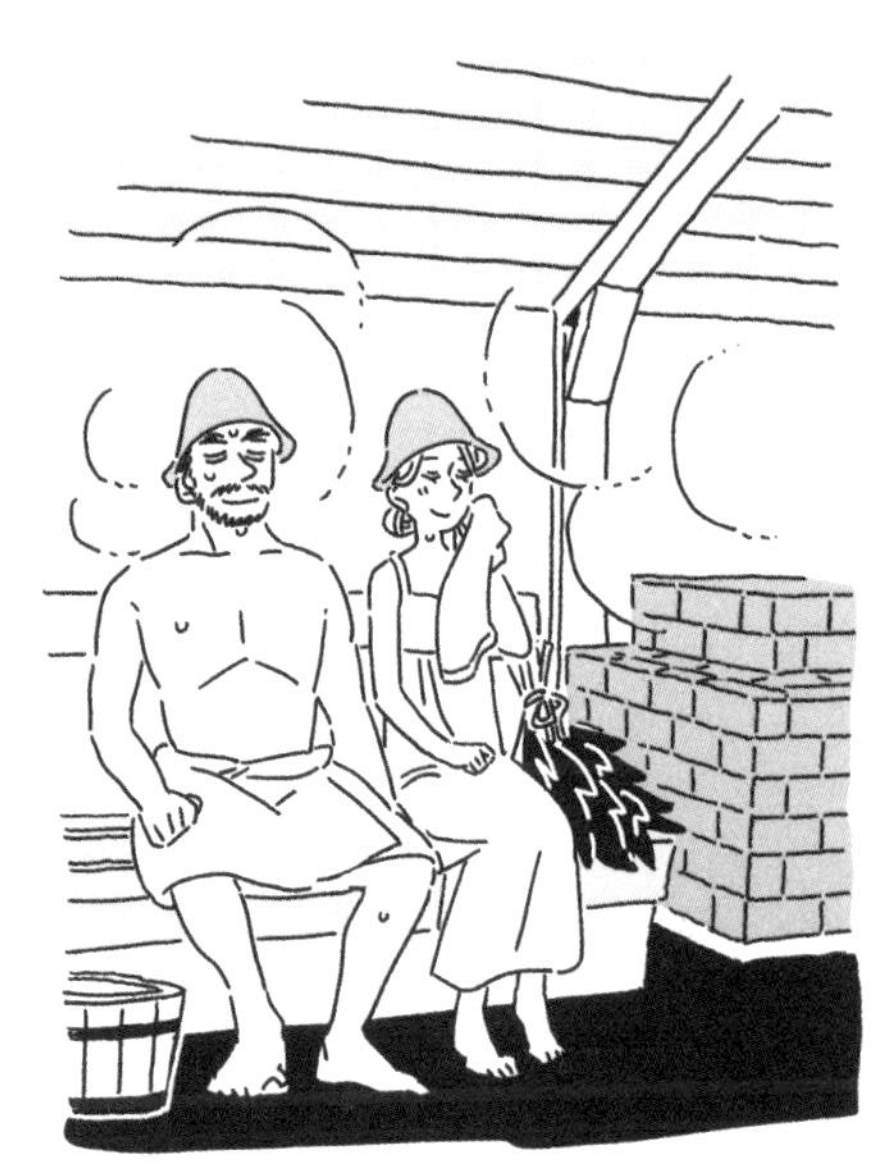

るホルミシス・マシンとして働くからです。

## 野菜はあなたに「苦痛」を与えている

ホルミシスの理解を深めるために、「野菜」の事例も見ておきましょう。野菜は私たちにビタミンやミネラルをもたらすありがたい存在ですが、その一方では、人間に「苦痛」を与える働きも持っています。

果たして、どういうことでしょうか？　その答えは、**「ポリフェノール」**にありました。

ポリフェノールは植物が作り出す独自の物質で、ベリー類に豊富なアントシアニンや、緑茶にふくまれるカテキンなどが有名です。見目あざやかなフルーツや野菜の色素はポリフェノールに由来し、野菜が体に良い理由のひとつとしてテレビや雑誌でもよく取り上げられます。メディアで一番よく耳にするのは、**「体の酸化を防ぐ働きがある」**といった説明でしょう。ポリフェノールは活性酸素を取り除く働きがあり、細胞のダメージやＤＮＡの損傷を防いでくれる、という考え方です。

確かにこの話はある程度まで正しいのですが、科学の世界では、抗酸化作用だけではポリフェノールの効果をうまく説明できないことが昔から知られてきました。世間のイメージとは反して、ポリフェノールの抗酸化作用はとても低く、さらに体内に入った成分はすぐに肝臓で分解されてしまうからです。

**そこで出てきたのが、ホルミシスによる説明でした。**

干ばつで十分な水を得られなかったりカビが繁殖したりと、植物は日常的に多くのストレスに直面しますが、人間とは違って外敵から逃げることができません。そのため植物は、ほぼ10億年をかけて多様な化学物質を作り出すように進化してきました。

トウガラシの辛味成分であるカプサイシンは抗菌作用でカビの繁殖を防ぎますし、緑茶のカテキ

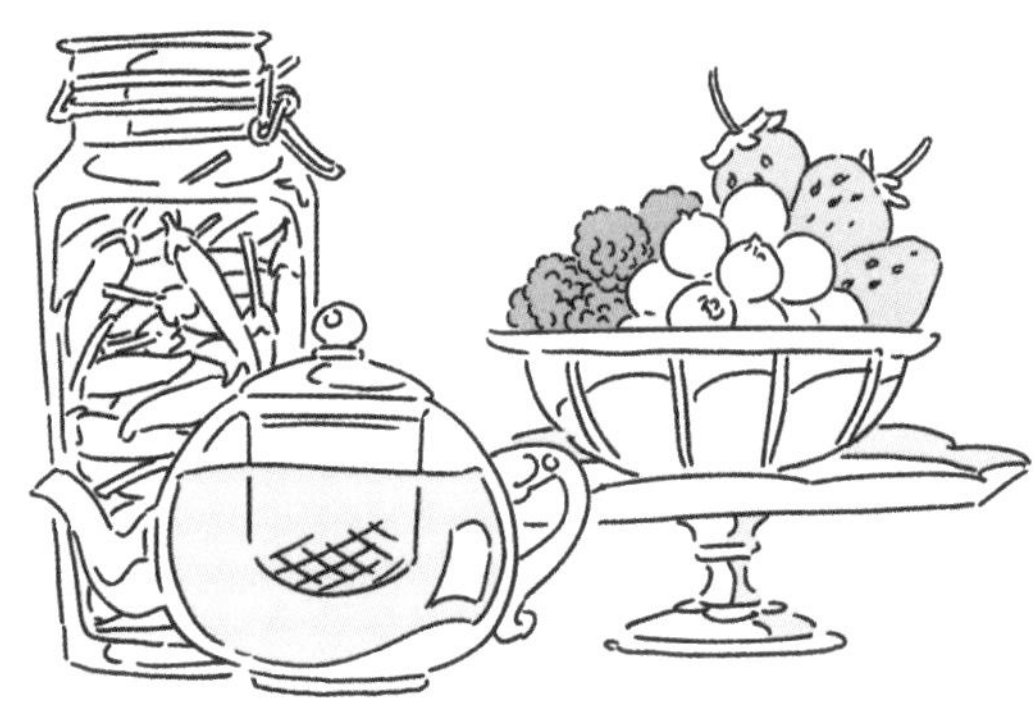

ンは害虫の消化をブロックします。熟してない柿が鳥の襲撃を避けられるのも、タンニンというポリフェノールが渋味を持つおかげです。**いずれも植物が進化の過程で備えた化学兵器であり、その本質は「毒物」だと言えます。**

そして、これらの成分が私たちの体に良いのも、ポリフェノールが「毒物」だからに他なりません。

たとえば、赤ワインにふくまれるレスベラトロールには、Nrf2という転写因子を刺激して体内の解毒スイッチをONにする働きがあります[8]。本来のNrf2はフリーラジカルのような外部ストレスで活性化するタンパク質であり、これはすなわちレスベラトロールが体内で毒素として働いた証拠です。

同じように、ほぼすべてのポリフェノールは私たちに酸化ストレスを与え、体内の「炎症抑制システム」を起動させることがわかっています[9]。**炎症とは人体がなんらかのダメージを負った際に起きる反応**のことで、たとえば間違って指を切ったらその周囲は赤くはれ上がり、転んでヒザを擦りむいたらジクジクと液体が染み出し、頭を打ったら衝撃を受けた部分が赤くなってしばらく痛み続けるでしょう。これが炎症です。

いずれの反応も、人体のダメージを癒やすべく免疫システムが働き出した証拠で、ケガや感染を治すためには欠かせないプロセスのひとつ。炎症がなければ、私たちの肉体はうまく回復しません。

一方で長引く炎症は、私たちに悪さもします。切り傷のように数週間で治る症状ならいいのですが、感染症や糖尿病などで体のダメージが慢性化すると、血管や細胞が傷つけられ、人体を内側から老化させていきます。**体を若く保つには、長期の炎症はできるだけ抑えるにこしたことはありません。**

そこで役に立つのが、私たちの体に生まれつき備わった炎症抑制システムです。このシステムの生物学的な全容はまだ明らかではありませんが、体内の脂肪酸やミネラルを使って働きはじめ、さ



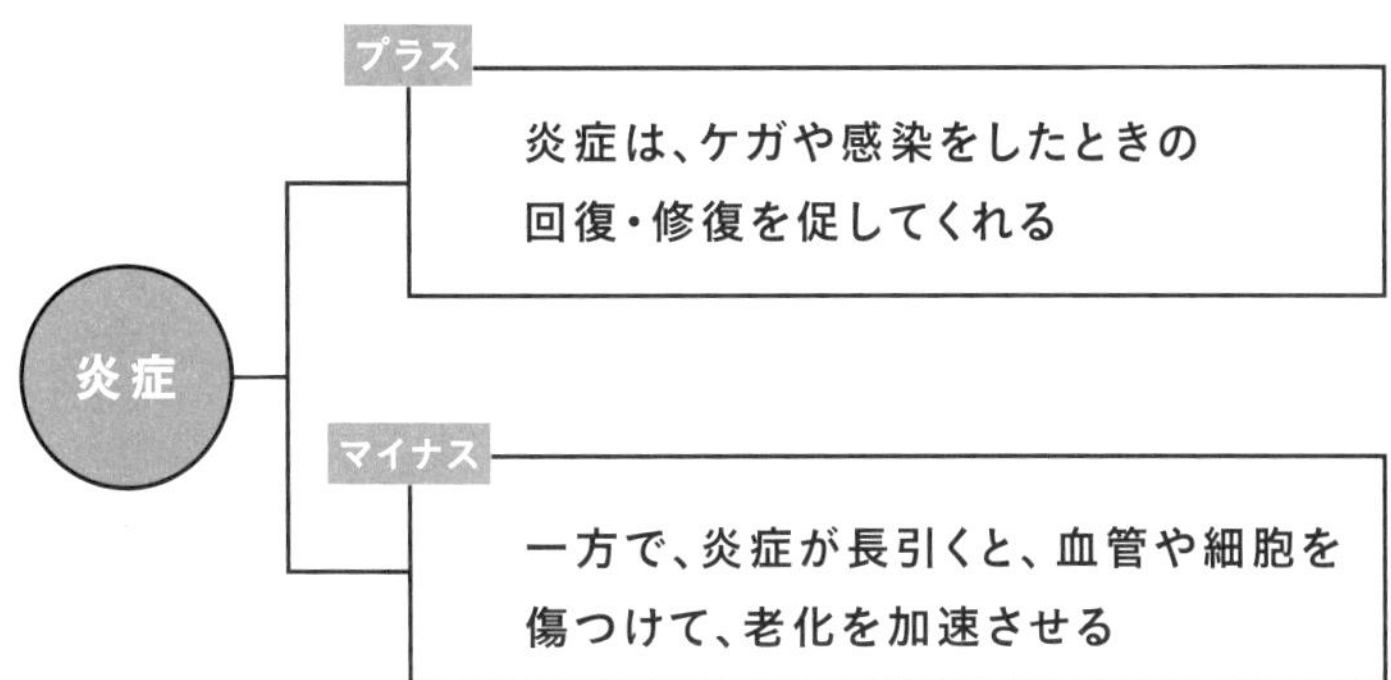

まざまな手立てを講じて炎症の慢性化をブロック。体内の炎症を鎮めてくれるだけでなく、将来のダメージに備えて肉体を強化してくれます。結果、私たちの体は若返るのです。

要するに、ポリフェノールが若返りに効くのは、次のようなメカニズムによります。

**1 ポリフェノールが体内で少量の毒として働き、体内に軽度の炎症を起こす**

**2 炎症に反応して人体の抑制システムが起動し、肉体のダメージを修復**

**3 ダメージ修復のプロセスで、さらに肉体が若返る**

**ポリフェノールが体に小さなダメージを与えたおかげで、あなたが生まれながらに持つ心身の若返りシステムが働き出す**わけです。

このようなポリフェノールの作用は、**「ゼノホルミシス」**と呼ばれます[10]。「ゼノ」はギリシャ語で「外から来たもの」を意味し、いわば私たちは植物の「苦痛」を取り込むことで、間接的に自分の肉体を若返らせているのです。ワイン、茶、トウガラシなど、軽度な「毒」として働く抗老化に有効な食品はCHAPTER3をご参照ください。

## ルワンダ虐殺を成長の糧にした被害者たち

ホルミシスが効くのは肉体だけではありません。あなたの精神（メンタル）もまた「苦痛」によって成長します。

1994年4月、東アフリカの小国ルワンダで、人類史上例のない悲劇が起きました。同国で暮らすフツ族という多数派の部族が少数派のツチ族を殺し始め、およそ100日間で80万人以上が絶命。最終的にルワンダの人口は20%も減り、戦犯を処罰する裁判はいまも続いています。

事件で特筆すべきは、殺害方法の残酷さです。虐殺を生き延びたある少女は、ジャーナリストの調査にこう答えました。

「ある日、フツの民兵がパピルスの葉の下にいるママを発見しました。ママが立ち上がり、お金を払うからマチェーテのひと振りで殺してくれと申し出たとき、彼らは服をはぎとり、お金を奪いました。そして両腕を切り落とし、その後両足も切り落としたのです」[11]

まさに、この世の地獄です。ルワンダ虐殺の全貌はまだ明らかでないものの、この事件が生存者に与えたトラウマの深さは計り知れないはず。果たして、彼らはその後どのような暮らしを送っているのでしょうか？

答えを明らかにすべく、２０１３年にペンシルバニア大学が調査を行いました[12]。研究チームが虐殺の生存者約１００人に「最悪の事件により、精神状態に何らかの変化が起きたか？」を尋ねたのです。

その答えは意外なもので、**全体の39％が「事件のおかげで新しいアイデアを思いつきやすくなった」や「前向きな気持ちになった」とポジティブな変化を報告。**作曲やダンスといったアート系の活動を始めたケースが数多く確認されました。

研究チームは、「トラウマのストレスが過去の古い思考を崩し、被害者の気持ちが新たな可能性に向き直ったからではないか」と推測しています。悲惨な事件のせいで「世の中には確かなものなどない」との気持ちが生まれ、「ならば好きなことをするしかない」といった前向きな思考に切り替わったわけです。

もちろんこのデータは虐殺を正当化するものではなく、被験者のなかにはいまも激しい

PTSDに苦しんでいるケースも複数見られました。悲劇への反応は人それぞれであり、とても一般化はできません。

とはいえ一方では、ルワンダ虐殺のような地獄でも、成長の糧に使うことができた被害者がいたのも事実です。**人間の精神の柔軟さを示す、とても貴重な事例と言えるでしょう。**

## 平凡な「苦痛」でも脳の認知機能は成長する

ルワンダほど極限のケースでなくとも、日々の苦痛が精神を成長させる例は確認されています。

2018年、ケンブリッジ大学などのチームが、学生を対象に「苦痛と成長」の関係を調べました。悲惨な交通事故を目撃したり、友人とケンカをしたり、愛する人が病気になったりといったネガティブな体験の有無を尋ね、それらが脳の認知機能にどう作用するかをチェックしたものです[13]。

結果は大方の予想どおりで、過去にネガティブな体験を味わった回数が多い被験者ほど記憶力や注意のコントロール力が高い傾向がありました。あまりに極端なトラウマはPTSDなどの問題を引き起こしますが、ほどほどに嫌な体験は、逆に脳のしなやかさを鍛える一助になるようです。

これは心理学で**「心的外傷後成長」**と呼ばれる現象で、チームは「ネガティブ体験には認知のコントロールスキルを発達させる働きがあり、**苦境をくぐりぬけた人の多くは回復力を手に入れる」**とコメントしています。

進んでネガティブな体験を好む人はいないでしょうが、人生の逆境があなたの成長に役立つのは間違いない話。なにか嫌なことがあったら「いま私の脳が鍛えられている」と考えてみれば、いくばくかの励ましになるでしょう。

### フェーズ1のまとめ

- 身体に眠っている回復力は、「痛み」で目覚める。
- 毒や刺激は、適量であれば身体に有益に働く。これを「ホルミシス」という。
- ポリフェノール（食事）や運動、ストレスなどの「毒」もホルミシスを起動させるスイッチとなる。

## フェーズ2 回復

**「ハードに訓練せよ。しかし、それ以上にハードに休憩せよ」**という格言が、アスリートの世界にはあります。体を鍛えるには厳しいトレーニングが欠かせないが、それ以上に「回復」のフェーズが重要だという経験則を言い表した言葉です。

いかにアンチエイジングには「苦痛」が不可欠だといっても、つねにストレスを抱えていたら心身が病むばかりでしょう。「苦痛」を若返りの源に変えるには、回復のフェーズが欠かせません。

**筋肉の成長が良い例です。**ご存じのとおり、筋肉量を増やすためには、トレーニングで筋繊維を傷つけたあとの適切な休憩と栄養補給が必須。休憩をはさまずに運動を続ければ筋繊維を修復する時間が得られず、ほどなく限界に達した肉体は、さまざまなレベルの不調を訴え始めます[12]。

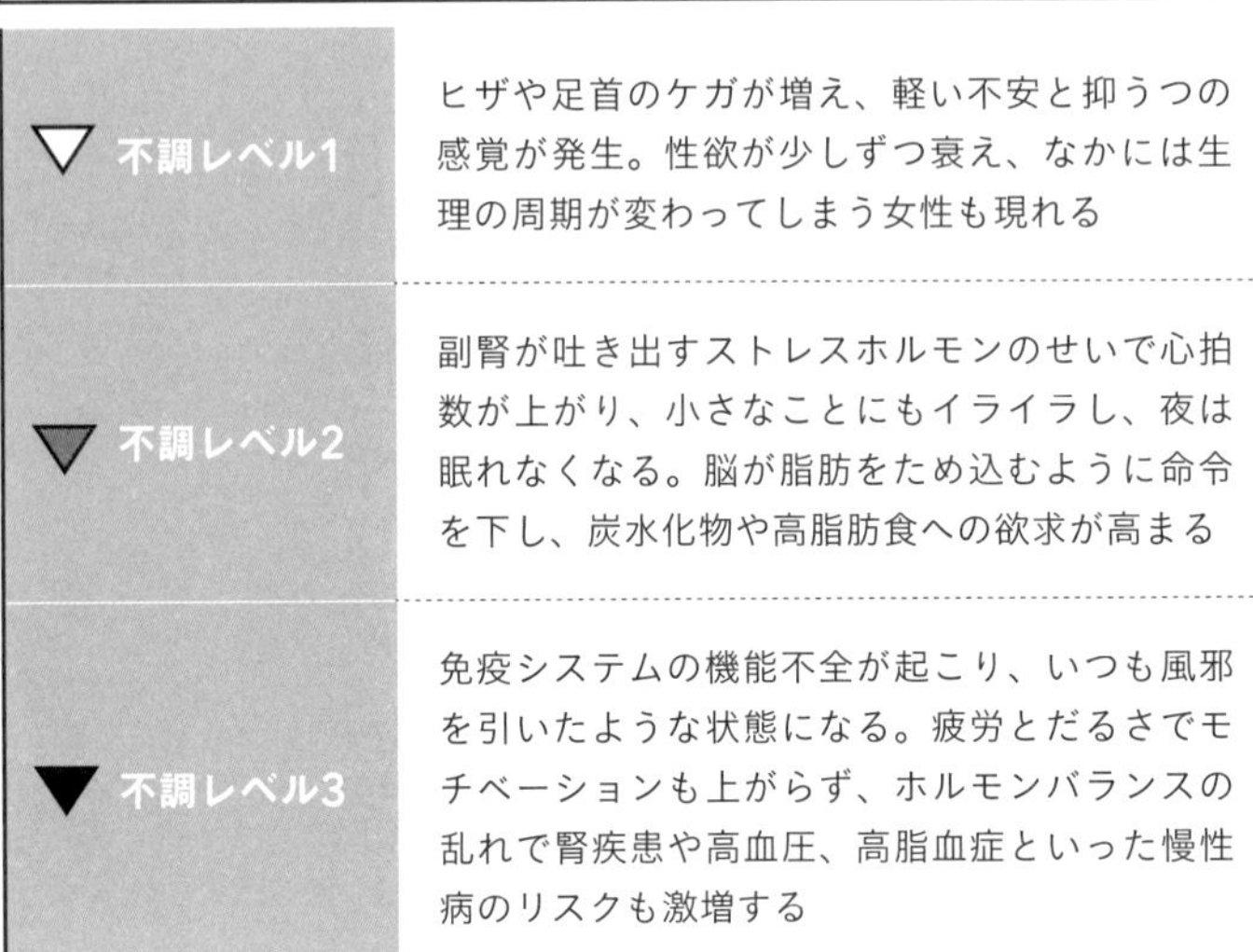

**過剰な運動によって引き起こされる不調レベル**

|  |  |
| --- | --- |
| ▽ 不調レベル1 | ヒザや足首のケガが増え、軽い不安と抑うつの感覚が発生。性欲が少しずつ衰え、なかには生理の周期が変わってしまう女性も現れる |
| ▼ 不調レベル2 | 副腎が吐き出すストレスホルモンのせいで心拍数が上がり、小さなことにもイライラし、夜は眠れなくなる。脳が脂肪をため込むように命令を下し、炭水化物や高脂肪食への欲求が高まる |
| ▼ 不調レベル3 | 免疫システムの機能不全が起こり、いつも風邪を引いたような状態になる。疲労とだるさでモチベーションも上がらず、ホルモンバランスの乱れで腎疾患や高血圧、高脂血症といった慢性病のリスクも激増する |

人によって深刻さは異なるものの、不調がレベル3に達した場合は、元の状態に戻るのに数カ月かかるケースも珍しくありません。少し休憩を怠っただけでもあなたの心身は崩れ出し、せっかくトレーニングをしたのに見た目が逆に老けてしまうのです。

せんじつめれば、〝若返りに効く運動法〟は次のように表現できます。

**運動＝トレーニング＋休憩**

運動というと、多くの人はトレーニングの手法にだけ意識を向けがちです。脂肪燃焼に効くエクササイズや正確なフォームなどの情報は集めるのに、〝正しい休憩〟について突き詰めて考えたことがある人は少ないでしょう。

## ストレス対策で、最も必要な要素とは？

正しい回復が必要なのは肉体だけではありません。私たちは精神の回復においても間違った手法を選びがちです。

アメリカ心理学会（APA）は、公式声明のなかで**「現代人は間違ったストレス解消法を使っていることが多い」との見解を発表しています**[15]。多くの人はストレス解消のために不健康な手段を選び、正しく休めていないというのです。

ソファで寝転ぶ、お菓子を食べる、タバコを吸う……。

どれも一般的な休憩法ですが、アメリカ心理学会は、これらの行動を推奨していません。完全に無意味だとは言わないものの、休憩法としては限定的な効果しか得られないからです。

産業組織心理学者のキャリー・クーパーは、ストレス対策にもっとも必要なのは**「コントロール感」**だと言います[16]。**「私にはいま明確な目標があり、これを達成するには何をすべきかわかっている」**と心から思える状態のことです。

もしあなたが上司に怒られたとしても、「自分が予算の確認を怠ったのが原因だ」といったように明確な理由がわかれば、さほどストレスはたまりません。次からは予算確認を忘れなければいいだけだからです。

しかし、このとき上司に怒られた理由がわからなければどうでしょう？「なんで急に怒られたんだ？」や「上司に嫌われているのか？」などの疑念にとらわれ、いつまでもストレスは消えないはずです。

だらだらテレビを見て休んでいたら、そのあいだは楽しかったはずなのに寝床に入ったら虚しさに襲われた。買い物で好きな商品を購入して気分が上がったが、すぐ元にもどってしまった。

そんな経験は誰にでもあるでしょう。テレビや買い物は気楽で楽しい行為ですが、そこには他人から与えられたものを消費する受け身の姿勢しかないため、前向きな気持ちが生まれにくくなります。そのぶんだけ、休憩としての効果も低くなってしまうのです。
コントロール感を得やすい休憩法には、次のようなものがあります

- **新たなスキルの学習**：外国語の学習や楽器の練習など未体験の技術を学ぶ
- **友人との交流**：親しい仲間と日常の問題やストレスについて語り合う
- **他者への親切**：ボランティアやコミュニティ活動、友人へのアドバイスなど

知らない知識や技術を学び、友人と意見を交わし、他人のために心を配る。いずれの行為も積極性が強く、おかげで私たちの



受け身の休息から「攻めの休息」へ

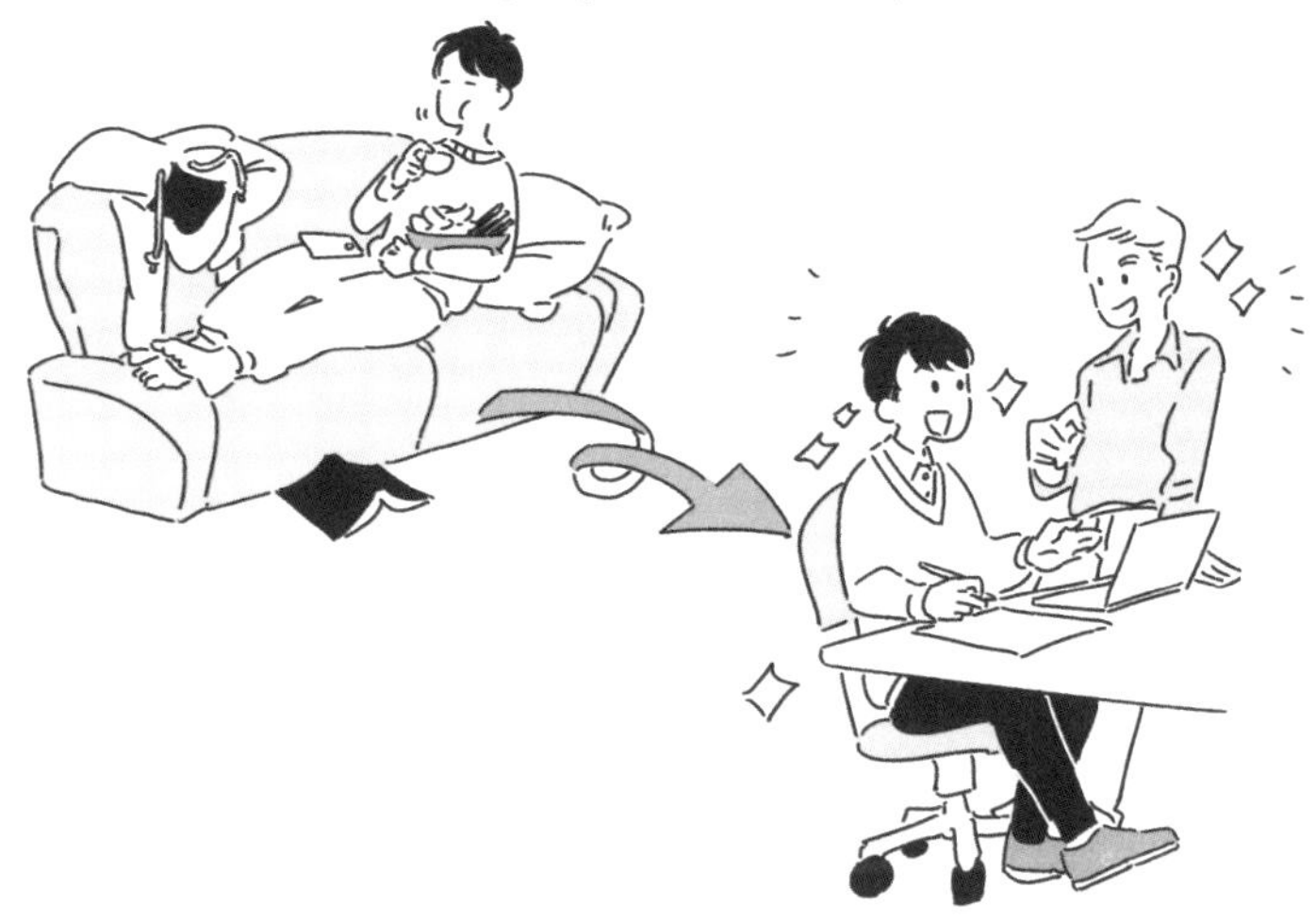

コントロール感は上がります。結果としてポジティブな感情が高まり、ストレスから回復しやすくなるのです。

言い換えれば、**本当に効果的な休憩は、すべて「攻め」の姿勢を持っています。**「やることがないからテレビを見よう」「暇だから買い物に行こう」といった受け身の行動ではなく「明日は昼から楽器の練習」や「友人に悩みを相談する」のように明確な意図を持って休憩をデザインしていく攻めの姿勢が、あなたの脳にポジティブな刺激を与えるのです。

## 天才ほど、よく休む

心理学者のアンダース・エリクソンらが、1990年代に行った調査を見てみましょう[17]。エリクソンは複数のバイオリニストの練習法を調べ上げ、世界レベルのトッププレイヤーだけが持つ特徴をいくつか抜き出しました。

第一に、優秀なバイオリニストほど練習時間が長く、上位トップ10のプレイヤーは18歳までに約7500時間を費やしていたのに対し、普通に優秀なプレイヤーの平均は約

5300時間でした。練習時間が長いほど能力が高いという、実に当たり前の結論です。が、ここで真に興味深いのは、**トッププレイヤーほど自覚的に休憩をデザインしていた点でしょう。**トッププレイヤーたちは、だいたい90分の練習ごとに30分の休憩をはさみ、そのあいだは散歩、瞑想、昼寝などの活動で脳を音楽から解放させていたのです。

トッププレイヤーと一般的なプレイヤーのあいだには、休憩時間の認識について次のような違いがありました。

- **一般的に優秀なプレイヤーは平均で「1週間に約20時間の休憩を取った」と答えたが、記録と照らし合わせると、実際の休憩時間はおよそ35時間だった**
- **トッププレイヤーは平均で「1週間に約25時間の休憩を取った」と答え、その数字はおおむね正確だった**

要するに、トッププレイヤーたちは「いかに休憩を取るべきか?」と「自分はしっかり休むことができたか?」という2つのポイントをよく考えており、それだけ時間の見積もりが正確だったわけです。

やはり世界クラスのパフォーマーほど、休憩の大事さを認識しているのでしょう。まさにレオナルド・ダ・ヴィンチも言うとおり、**「偉大な天才は働いていないときに成果をあげる」**のです。

## 疲れとストレスを緩和する休憩の3ステップ

ここまでの話を勘案すると、コントロール感を増すための「正しい休憩」は、次の3つのステップで構成されます。

**❶休憩の目的を明確にする**
**❷目的の達成に必要な休憩法を決める**
**❸必ず決めたとおりに休む**

「休憩の目的」はなんでも構いません。「筋肉が増えるための休息の時間を取る」「仕事のことを忘れる」「脳のひらめきを待つ」など、あなたのライフスタイルに適した内容を選んでください。なにも思いつかないなら、とりあえず本書が目指すゴールに従って、「アンチエイジングのために休む」といった目的を定めるのもいいでしょう。

また、2つめの「必要な休憩法」は、あなたの体力やストレスレベルによって適切なものを選びます。最適な休憩法の考え方はCHAPTER5からお伝えするので、そちらを参考にしてください。

いったん休憩の目標と方法が決まれば、あとはそのとおりに休むのみ。決めたスケジュールに従って徹底的に心身を回復させましょう。「暇ができたら休もう」といった行き当たりばったりの休憩ではなく、あらかじめ決めた計画にもとづいて休むべきときは徹底的に休む。**その姿勢があなたのコントロール感を育み、ひいては確実な心身の回復につながっていくのです。**

最後に大事な注意点をひとつ。ここまで読み進めて、「回復」よりも「苦痛」のほうが重要であるかのような印象を受けた人がいるかもしれません。

心身の若返りシステムを起動させるのは「苦痛」の役目なので、「回復」はそのサポート役に過ぎない――。

もしそう思ったなら、ぜひ考えを修正してください。アンチエイジングにおいて苦痛と回復の重要度はまったく同じであり、どちらが欠けても心身の若返りはうまくいきません。

わかりやすく言えば、苦痛と回復はそれぞれ次の役割を受け持っています。

**❶「苦痛」は若返りシステムを起動させる**
**❷「回復」は若返りシステムを実行させる**

苦痛の刺激で若返りシステムが立ち上がっても、それだけであなたの心身が強化されることはありません。続けて正しい回復をはさまねば、若返りシステムは働いてくれないのです。

若返りシステム

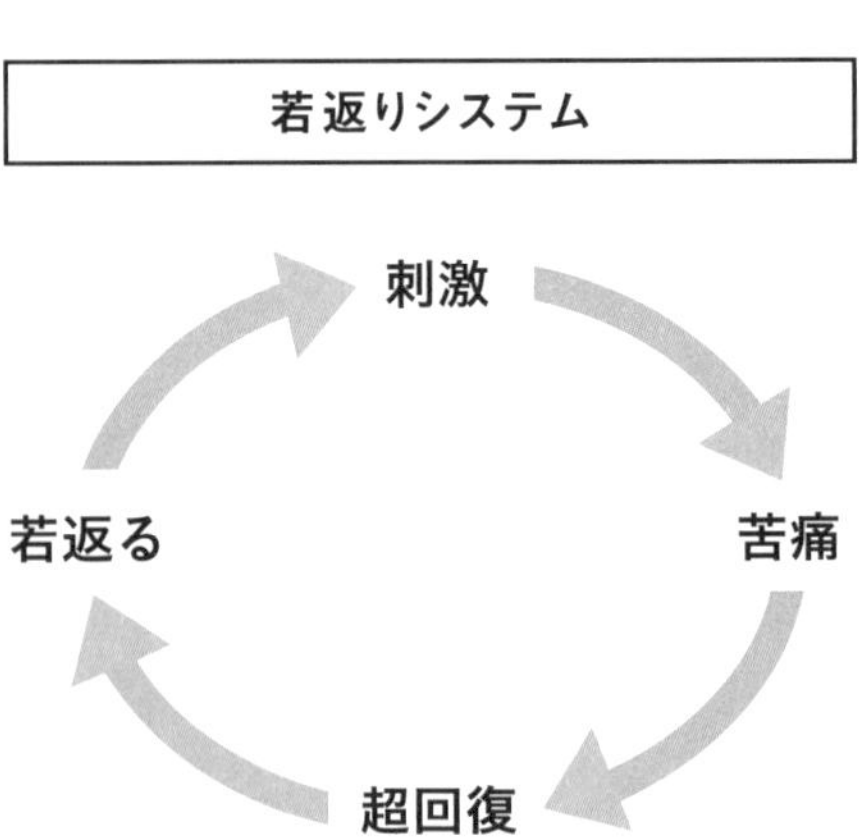

これは筋力トレーニングの例と同じで、**私たちの筋肉はトレーニングの最中には発達せず、ゆっくりと体を休めているあいだにしか増えていかないことがわかっています。**トレーニング（苦痛）で成長システムが起動し、一息ついた（回復）のおかげで成長システムが実行されたわけです。

いわば「苦痛」と「回復」はアンチエイジングの両輪です。一方だけを重んじないように、心がけてください。

### フェーズ２のまとめ

- 過度なストレスによって心は疲れ、見た目は老いる。
- 正しく休むにはコントロール感が必須。コントロール感は、自分の目標やその達成手段がわかると高まる。
- 「苦痛」は若返りシステムを起動させ、「回復」は若返りシステムを実行させる。

## フェーズ3 往復

いったん話をまとめると、ここまでのポイントは3つです。

**❶人間の体には、生まれつき心身の若返りシステムが備わっている**
**❷心身の強化システムは、「苦痛」と「回復」の刺激で働き出す**
**❸強化システムが働くと、あなたは以前より若くなる**

あなたの体には「ホルミシス」と呼ばれる心身の若返りシステムが存在し、普段は使われずに眠っています。この仕組みを「苦痛」と「回復」で呼び起こすのが、本書がお伝えしていくアンチエイジングの基本です。

しかし、考えてみると不思議な話です。誰の体にも生まれつきの強化システムが存在するなら、なぜこの機能は日常的に使われないのでしょうか？

進化の視点からすれば、生物が目指す究極的なゴールは、遺伝子を後世に残すことにほかなりません。その目的を達成するために、すべての個体は能力を限界まで発揮し、できるだけ生存の確率を高めようと努力します。

ならば、せっかくの強化システムを温存せずに、自由に使いこなせたほうが良いはず。それにもかかわらず、**わざわざ「苦痛」を与えない限りホルミシスが動き出さない理由はどこにあるのでしょうか？**


答えを探るために、私たちの祖先であるホモ・サピエンスが暮らした20万年前の環境を考えてみましょう。この時代の人類は狩猟と採集で日々の糧を得ており、男たちは獣の肉を求めて狩りに出かけ、女たちは野山で山菜や木の実を集めて必要なカロリーを満たしていました。

決して楽な暮らしではなく、彼らは獲物を運びながら毎日4〜6時間かけて平均16キロもの距離を移動。気候変動のせいで満足な獲物が長期間にわたって見つからないときは、干し肉や余り物を分け合って飢えをしのぎました。

まとめると、彼らの暮らしには大きく2つの特徴がありました。

**❶生きるために、激しい身体活動を日常的に行う**
**❷定期的に、カロリー不足の状態にさらされる**

原始の生活では、**現代で言う「運動」と「断食」がライフスタイルの一部として組み込まれていました**。言い換えれば、私たちの祖先の日常は、つねに「苦痛」とともにあったわけです。

## ランニングや筋力トレーニングは進化の歴史に逆らう暴挙だった

ひるがえって、このような原始のライフスタイルが現代にどのような影響を与えているのかを見てみましょう。

周知のとおり、いま多くの先進国で運動不足が問題になっています。WHOの試算によれば、日本では成人の35・5％が推奨の活動量を満たしておらず、特に20〜30代の8割には運動習慣がありません[18]。

まことに憂うべき事態ですが、進化の視点から考えれば当然の現象とも言えます。

ホモ・サピエンスが日々体を動かすのはあくまで食糧が欲しいからで、必要な肉や野菜が集まったらそれ以上は体を動かす意味はありません。**もしランニングや筋力トレーニングを好む個体がいたら、エネルギーを浪費する非適応な存在として、進化の過程で淘汰されたはずでしょう。**

その結果、人類の脳には**「運動を嫌うシステム」**が備わりました。原始時代においては、本当は体を動かしたくないにもかかわらず、嫌々ながらも狩りに出かけた個体だけが生存を許されたからです。

となれば、その遺伝子を受け継ぐ現代人が運動不足になるのは当然でしょう。いくら体を動かしたところで食糧が得られるわけでもなく、逆に運動などしなくても十分なカロリーは得られるのだから、エクササイズをする意味などありません。言ってみれば、ランニングや筋力トレーニングは、600万年におよぶ進化の歴史に逆らう暴挙なのです。

食事についても話は変わらず、現代で食糧が手に入らないケースはほぼありません。それが健康的な食事かどうかはさておき、多くの人は簡単に必要なカロリーを得られているはずです。

## 生存の危機がないと、ヒトの肉体は機能が下がる。それが老いだ

ここで最初の問いにもどりましょう。「自分に苦痛を与えないとホルミシスが動き出さない理由とは何か？」です。

先にも見たように、現代人はホモ・サピエンスよりも豊かな環境で生きているため、運動をしなくても必要なカロリーを得られます。これ自体は現代文明が産んだすばらしいメリットですが、一方で予期せぬトラブルの原因にもなりました。現代の環境に対して、私たちの体は次のような解釈をするからです。

**「運動をしていないしカロリーも足りているということは、生きるのには困っていないはずです。それならば、心身の強化システムは使わずに眠らせておこう」**

生存の問題がないのなら、わざわざ心身の若返りシステムを起動させる必要はありません。無闇に身体機能をアップレギュレートしないほうが得策だと、原始の肉体は考えるわけです。

が、そうは言っても、たんに心身の強化システムが起動しないだけなら大きな問題はないのでは？　心身が若返らなくても現状が維持できればいいのではないか？　そんな疑問を抱く人もいそうですが、ことはそう簡単ではありません。

なぜなら私たちの肉体は、生存の危機から解放されたと判断するや、次のような流れで全身の機能を下げ始めるからです。

・**肉体の機能低下**：使われなくなった筋肉が分解をはじめ、細胞内におけるタンパク質の合成スピードが低下。少しずつ肉体が縮んでいくと同時に、骨の修復メカニズムと心臓の血液ポンプ能力が落ちていく。

・**精神機能の遅滞**：ドーパミンやアドレナリンといった神経伝達物質の分泌量が減ってモチベーションが減退。なにもやる気が起きなくなる。

いったんこの状態におちいると、あなたの外見は一気に老けた印象になっていきます。タンパク質の合成が進まないため筋肉と肌が落ちくぼみ、モチベーションが失われたせいで活気もなくなるからです。

このような現象が起きる理由について、現代の進化生物学は「人体は明確な意図を持って機能を低下させている」と考えています。

食糧がほとんどない状況を生き延びるには、体の機能を下げてエネルギーを節約するしかありません。筋肉を減らせば消費カロリーは10～20％削減でき、心臓のポンプを遅くしても似たような効果を得られます。

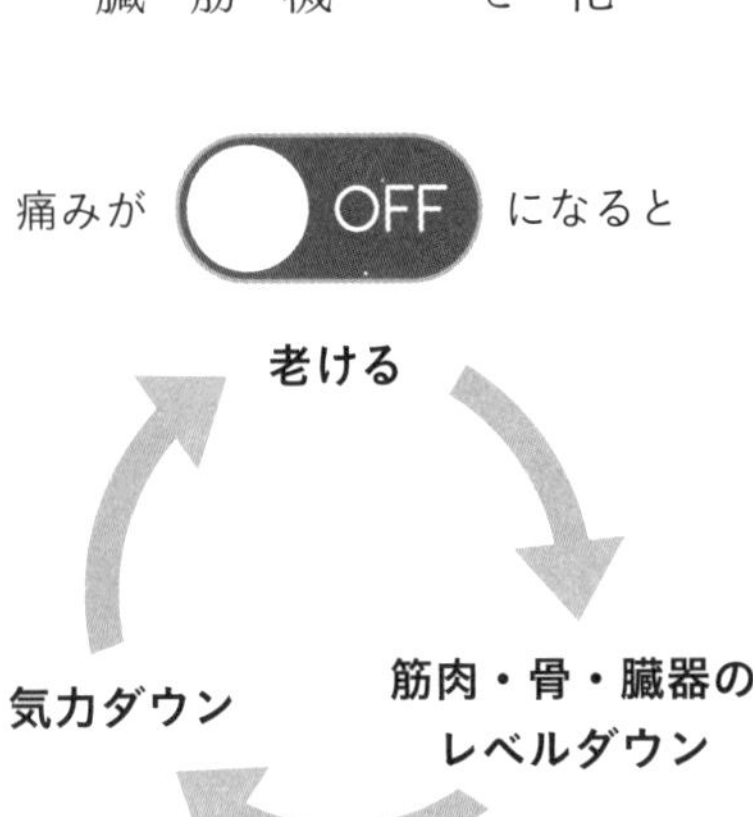

やる気がなければ体を動かそうとも思わないため、エネルギーの浪費も防げるでしょう。

このメカニズムを、人類進化生物学者のダニエル・E・リーバーマンは「ヒトの体は需用に応じて能力を調整すべく進化した」と表現します[19]。**生存の危機がない状況で肉体の機能が低下するのは、貴重なエネルギーを保つために進化のプロセスが編み出した適応的なシステムなのだ、**というわけです。

同じような問題は人体のそこかしこで見られ、たとえば現代のように衛生設備が整った環境では昔よりもウイルスやバクテリアに襲われにくいため、あなたの脳はあまり使わなくなった免疫システムの機能を下げるように指示。その結果、人体は外部からきた異物の刺激に弱くなり、風邪やアレルギーなどの症状が出やすくなります。

さらに、人体には生まれつき体温のコントロール機能があり、外気の温度に応じて交感神経と副交感神経を切り替え、体内の熱を一定に保とうとします。ところが、現代ではエアコンで温度を調整できるので、わざわざ神経の切り替え機能を保っておく必要がありません。この状態が続くと、内と外の温度差に対応できなくなり、自律神経の調子が簡単に狂ってしまいます。

つまり、**いまの私たちに「苦痛」が必要なのは、現代文明の便利さによってホルミシス機能がオフになったからです。**もちろん衛生設備やエアコンそのものは偉大な発明ですが、一方では人類のポテンシャルを押さえつける原因でもあります。この問題を解決するには、あえて「苦痛」を取り入れるしかありません。

## 米国シークレットサービスがタフな理由とは？

**「人体に眠るホルミシスを起動せよ」**

この考え方はすでに一部の政府機関も取り入れており、なかでも有名なのは米国シークレットサービスでしょう。アメリカ大統領の警護をメインに行う組織で、爆発物の処理から武装テロ組織との戦闘までを行うプロ集団です。

オバマ元米国大統領の警護経験を持つエヴィ・パンポラスは、シークレットサービスの訓練についてこう語ります[20]。

**「シークレットサービスのトレーニングは、ホルミシスのコンセプトにもとづいて設計さ**

**れている。インストラクターは、数カ月をかけて生徒たちの心身に少しずつ負荷を与え、どのような状況でも最適な行動ができるように人体を作り替えていく」**

シークレットサービスは、世界でも飛び抜けて過酷な職業のひとつ。武装グループとの銃撃戦、燃え盛るビルからの脱出、いつ炸裂するかわからぬ爆弾の解体。大統領を守るために、24時間飲まず食わずで同じ場所に立ち続けねばならないケースも普通です。

そんな過酷な仕事を成し遂げるには、少しずつ心と体にストレスを与えながら、人体のポテンシャルを限界まで発揮するしかないでしょう。そこで採用されたのが、ホルミシスの考え方でした。

シークレットサービスの訓練は、次のステップで進みます。

❶ **曝露**（ばくろ）**：**身体機能を高めるために必要な「苦痛」を選び、そのストレスに身をさらす

❷ **研究：**「苦痛」に対して自分がどう反応したかを観察して書き留める

❸ **調整：**自分のストレス反応を分析し、次にどれぐらいまで「苦痛」のレベルを高めるべきかを決める

❹ **修正：**適正なストレスレベルに落ち着くように「苦痛」のレベルを変える

❺**休息：**ストレスでダメージを受けた心身を回復させる
❻**継続：**❶～❺をくり返し、少しずつ「苦痛」のレベルを高める

適度な「苦痛」と「休息」を行いながら、じわじわと負荷を上げていくのがシークレットサービスにおける訓練の基本。このくり返しにより、エージェントは人体のポテンシャルを引き出しているのです。

## アンチエイジングに「銀の弾丸」は存在しない

シークレットサービスほど体系的ではないものの、本書の冒頭で紹介したチマネ族やサルデーニャの老人も、意図せずして似たような行動を取っています。

狩猟採集民がよく体を動かすことは言うまでもなく、チマネ族は1日に平均で14～16キロを歩きます。活動量が多いだけに休憩も徹底しており、いったん獲物を手に入れたあとは昼から睡眠を取り、日が沈むまで仲間たちとひたすら談笑。と同時に、お互いの回復レ

ベルをチェックし合い、満足に狩りの能力を発揮できないと判断された者は翌日のパーティから外されます。このルーチンの反復で、**チマネ族は適正レベルのストレスを自分に与え続けるのです。**

**サルデーニャの老人も同様で、彼らの多くは生涯を通して厳しい肉体労働を続けます。**

たとえば、90歳を超えたサルデーニャの羊飼いは、毎年11月ごろに家を出て羊を標高の低いエリアに連れ出し、4月か5月までは戻ってきません。100歳過ぎで働く老人も多く、ある者はオリーブの栽培にいそしみ、また別の者は山岳地帯で1回12キロ近いハイキングを行います。

当然ながら休憩にも余念がなく、多くの老人は、いったん仕事を終えたら仲間と広場に集まりワインとカードゲームで遊びつつ心身の回復に努めます。再び仕事に出る前には自分の体調が元にもどったかを入念に調べ、もし満足なレベルでないと判断した場合は作業量を下げて決して無理をしません。

**どちらのグループにも共通するのは、日常的に行われる適度な苦痛と回復の循環です。**

人生の苦痛に挑み続けることで、彼らは驚くほど若い肉体を保ち続けています。

すなわち、本書におけるアンチエイジングの要点をひと言でまとめれば、次のようになるでしょう。

**・苦痛⇅回復**

**あなたの心と体を若返らせるためには適切な量の苦しみが必須であり、同時に徹底的な癒やしが欠かせません。**２つのフェーズの往復により正のスパイラルが生まれ、あなたの老化スピードは遅くなっていきます。

当たり前に思われた方もいるかもしれません。使わない機能が衰えるのは世の習いですし、「成長のために嫌なことを耐えよ」といったアドバイスもよく耳にするところです。その点で「苦痛⇅回復」の法則は、太古から存在する普遍的なルールと言えます。

しかし、ここで問題なのは、**「苦痛と回復の往復」を正しく実践できている人がとても少ない点です。**

先にも述べたとおり、**ホルミシスの効果を得るには、少しずつ苦痛の量を増やしながら**

**身体機能のベースラインを上げていく必要があります。**苦痛と回復にはどちらも適量が存在し、その範囲を外すと「ストレス過多」か「刺激不足」のどちらかにおちいり、いずれの場合でもホルミシスは起動しないどころか、逆に肉体の老化スピードが速くなりかねません。

さらに最適な苦痛の量は個人のライフスタイルや遺伝子によっても大きく異なり、「この基準さえ守っておけばＯＫ」といった銀の弾丸も存在しません。ホルミシスを活かすためには、あなたにとってベストな苦痛と回復のレベルを見極める作業が必要なのです。

果たして、あなたの内に眠る若返りシステムを起動させるには、いかに正しく苦しみ、そしていかに正しく癒えるべきなのでしょうか？　さあ、いよいよ実践編に移りましょう。

フェーズ3のまとめ

- 人間は「生存の危機」にさらされると、ホルミシスを発動させる。「危機」がなければ老いる。
- 若返りには、自分にとって適量になるように「苦痛」を少しずつ上げていくことが必要。
- 世界トップレベルの長寿者は、苦痛と回復をくり返している。

PART 2

# 実践編 ▼ 正しく苦しむ

健康を保つ唯一の方法は、
食べたくないものを食べ、
飲みたくないものを飲み、
したくないことをすることだ

——マーク・トウェイン（作家）

PART1では、アンチエイジングの大前提となる理論をお伝えしました。「苦痛⇆回復」の循環を使って、あなたの内なる強化システムを起動させるのが、本書におけるアンチエイジングの基本です。

そこでPART2からは、あなたの暮らしに適度なストレスを導入するためのテクニックをお伝えします。いわば、**抗老化的に「正しく苦しむ」ための方法論**です。

細かなテクニックは無数に存在しますが、本書では大きく3つのグループに分けて考えます。

**技法1 ▸ プログレス・エクササイズ**
段階的に負荷を上げていく運動法

**技法2 ▸ AMPK食事法**
細胞のエネルギーシステムを調整する食事法

**技法3 ▸ エクスポージャー**
少しずつ脳にストレスを与える心理技法

くわしい内容はこれから紹介していきますが、いずれの技法も、世に出まわる大量のテクニックのなかから、複数の研究で高い効果が認められたものだけを厳選。そのうえで、**あなたの「若返りシステム」を刺激する最適な「苦痛」を導入できるようにプログラム化しました。**

どの技法も、簡単なものからだんだんと難易度（レベル）が上がっていくように構成したので、まずはざっと読んだうえで「これなら生活に取り入れられそうだ」と思えるものから着手してみてください。

CHAPTER 2

# 運動——段階的な負荷で、見た目も脳も若返る

## 技法1 プログレス・エクササイズ

脳・美肌・免疫力・長生き

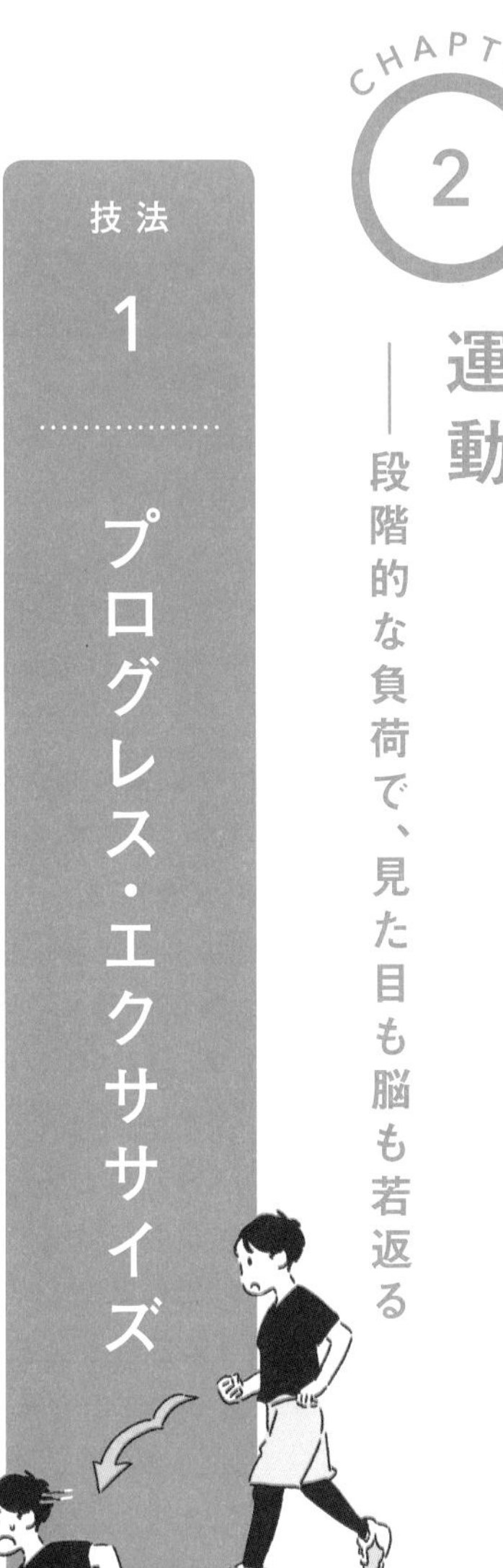


「正しく苦しむ」技法のひとつめは、「プログレス・エクササイズ」です。名前のとおり段階的に負荷を上げていく運動法の総称で、**少しずつ「苦痛」のレベルを高めてホルミシス効果の発動を狙います。**

運動がアンチエイジングに欠かせないことは言うまでもないでしょう。近年では特に若返りの効果を示したデータが増えており、そのなかでも次のようなメリットがあります。

CHAPTER2 運動

- **見た目の若返り：**マクマスター大学の調査によれば、定期的にエクササイズをしている人は、40〜50代を過ぎても、皮膚バリア機能を持つ「角質層」が厚く、運動をしない20〜30代の肌と大きな違いは見られませんでした。この効果は高齢者でも変わらず、運動経験がない65歳以上の男女が1回30分のジョギングを週2回のペースで続けた場合、**3カ月で肌の水分やコラーゲン量が20〜40代のレベルまで復帰したと報告されています**[1]。
- **テロメアの維持：**テロメアは染色体の末端にある保護キャップのようなもので、歳を取るにつれて短くなり、そのせいで細胞が老化していきます。**最新の研究では、定期的な運動とテロメアの長さに関係が認められており、結果として長寿につながる可能性が示唆されました**[2]。
- **脳機能の改善：**通常、あなたの脳は40代から前頭葉や海馬（脳の記憶を司どるエリア）が縮みはじめ、記憶力、モチベーション、創造性の低下が起こります。ところが、55歳以上の男女を対象にした研究では、**1日30分程度の有酸素運動を週に4〜5回したところ海馬のサイズが大きくなっていました**[3]。また、6カ月の有酸素運動プログラムに参加した男女の**脳の情報処理力が上がる現象も確認されています**[4]。

運動の効果は健康の維持だけにとどまらず、**美肌を手に入れるためにも、細胞レベルの老化を防ぐためにも、高い知性を保つためにも重要な役割を果たします。**

しかし、くり返しになりますが、運動をアンチエイジングのために使う際にもっとも大事なのは、肉体が耐えられる苦痛の限界値を少しずつ上げていくことです。同じ運動でも個人によって最適なレベルは大きく異なり、たとえばアスリートがウォーキングをしても肉体の強化には役立たないでしょうが、まったく運動をしない人にとっては疲労が大きすぎるかもしれません。どちらのケースでもホルミシスは発動せず、せっかくの運動もむだになってしまいます。

**そのため「プログレス・エクササイズ」では、誰でもできる簡単な活動をレベル1に設定し、そこから小刻みに難易度が上がるように構成しました。**すでに何年も運動を続けているような人は上位レベルから始めても構いませんが、基本的にはレベル1から手をつけてみるのがおすすめです。無理せずじわじわと苦痛レベルを上げていきましょう。

レベル

## プラセボ・トレーニング

プラセボはおもに薬剤のテストで使われる言葉で、有効成分をふくまない薬が、なぜか患者の症状を改善する現象を表します。本来は効果など出ないはずなのに、**「私は薬を飲んだ」という思い込みが症状を緩和させたわけです。**そのメカニズムはまだはっきりしないものの、近年では不眠の治療や腰痛の治療にプラセボを使うケースもよく見られます。

私たちの体がメンタルのあり方に大きな影響を受けるのは間違いありません。「プラセボ・トレーニング」は、この思い込みが持つパワーを応用したテクニックです。

メソッド 1

### 「いつもの行動」の運動量を意識してみる

プラセボ・トレーニングの実践はとても簡単です。たとえば、どんなに普段は運動をしない人でも、仕事のあいまに軽く散歩に出かけたり、掃除や洗濯で体を動かすことはあるでしょう。こういった**日常の身体活動をあらためて意識し、「今日は15分歩いた」「階段を何段のぼった」と考えてみるのが「プラセボ・トレーニング」**です。

そんな作業に意味があるのかと思われたでしょうが、バカにできない効果があります。

ハーバード大学のエレン・ランガーが行った実験では、研究チームはあるホテルで働くメイド84人を集め、そのうち半分にだけこう伝えました[5]。

「あなたたちは毎日の仕事でかなりの運動をしていることに気づいていますか？　たとえば、リネンを替える作業は15分に40 k calを使いますし、バスルームの掃除は15分で60 k calを消費します」

要するに、調査に参加した女性たちは、もっと体を動かすように指示されたわけではなく、**いつもの仕事で消費するカロリーを教えられたに過ぎません**。あくまで、普段どれだけ自分が体を動かしているのかを再認識しただけです。

それにもかかわらず、4週間後に確認された変化は驚くべきものでした。仕事の消費カロリーを教えられた女性は、**みな一様に体重と体脂肪が減り、血圧まで改善したのです。**

一方で、なんの情報も与えられなかったグループは、同じぐらい体を動かしたにもかかわらず体型と血圧には変化がありませんでした。**「実は自分は体を動かしている」と自覚したただけでも、これだけの違いが出るわけです。**

「プラセボ・トレーニング」を行う際は、いつもの自分の行動に目を向けてみるだけでOKです。

自宅から駅までどれぐらい歩いたか？　仕事中に席を外して歩いた時間は？　部屋の床掃除を何分やったか？　子どもと遊んだ時間は？

これらの要素を意識的に観察するだけでも、あなたの内面には「自分は体を動かしている」との意識が生まれ、良い影響をおよぼすことができます。面倒でなければ

**家事における1分あたりのカロリー消費量**

|  |  |
|---|---|
| 睡眠 | 1kcal |
| ベッドメイキング | 1〜2kcal |
| 料理 | 1〜3kcal |
| 掃除機 | 3〜4kcal |
| 洗濯物を干す | 3〜4kcal |
| 床の雑巾掛け | 3〜5kcal |
| 食後の皿洗い | 3〜5kcal |
| 食料品の買い出し | 3〜5kcal |
| 洗車 | 4〜5kcal |
| 風呂掃除 | 4〜5kcal |
| ガーデニング | 4〜6kcal |
| 1kgの物を持って階段を上がる | 4〜6kcal |
| 窓拭き | 5〜7kcal |

ば、活動量計などで自分が動いた時間を記録してみると、さらに「プラセボ・トレーニング」の効果は高まるはず。合わせて試してみてください。

## レベル  NEAT（ニート）スコアリング

NEATは**「非運動性熱産生（Non-Exercise Activity Thermogenesis）」**の略で、スポーツのように意識的な運動ではなく、日常的な活動で消費されるエネルギーを意味します。レベル1の「プラセボ・トレーニング」で見たような、掃除、洗濯、通勤、子育て、散歩といった活動も、すべてNEATの一種です。

NEATが1日の消費エネルギーに与える影響はとても大きく、おおよそ全体の15〜50%を占めます[6]。一般に肥満の人ほどNEATは低く、ある研究では、体脂肪が多い被験者が日常の活動量を増やしたところ、1日の消費カロリーが352±65kcalも増加しました[7]。どのエクササイズをするか悩む前に、まずはNEATを増やすことを考えたほうが手軽です。

メソッド 2

# 「日常的な活動（NEAT）」の量を増やす

とはいえ、日常の活動量を増やすには、ある程度の目安が必要でしょう。「エレベーターの代わりに階段を使う」「降車駅をひとつずらして一駅歩く」などのアドバイスもよく耳にしますが、実践しやすい活動はライフスタイルによって大きく変わりますし、どこまでNEATを増やせばいいのか判断できない人も多いはずです。

この問題を解決するのに役立つのが、**「NEATスコアリング」**です。NEAT研究の大家であるジェームズ・レヴァインの研究をもとに作成した診断テストで、あなたが現時点でどれぐらいのNEATレベルを達成できているのかをある程度まで判断できます[8]。

次ページのチェックリストを読み進め、自分に当てはまる項目の点数を足し合わせてください。

**採点を終えたら、すべての点数を合計してください。**
**あなたのNEATレベルは以下のように判断できます。**

| | |
|---|---|
| **5点以下** | NEATレベルは平均よりも下です。ほとんど体を動かしていないため、すぐにでも改善が必要です |
| **6〜10点** | NEATレベルは平均よりもやや下です。家事の量を増やすところから始めて、活動量を上げていくといいでしょう |
| **11〜15点** | NEATレベルは平均的です。散歩の量や外出を増やすなどして、さらなる活動量の増加を狙ってください |
| **16〜20点** | NEATレベルは平均よりも上です。HIIPA（69ページ）の考え方を使い、さらに活動量を増やすのがおすすめです |
| **21点以上** | NEATレベルはすでに十分です。これより上を目指すなら、HIIT-WB（81ページ）などを取り入れてください |

運動 CHAPTER2

## NEAT（日常的な活動）を計るチェックリスト

| | | |
|---|---|---|
| ❶ | いつもエレベーターではなく階段を使う | +3 |
| ❷ | 職場まで15〜30分は歩く区間がある | +1 |
| ❸ | 他人よりも階段をよく使う（自分の感覚で判断してOK） | +2 |
| ❹ | スタンディングデスクを使っている<br>（または立ち仕事をしている） | +3 |
| ❺ | 30分おきに仕事を中断して、<br>トイレに行ったり散歩をしている | +1 |
| ❻ | イスに座っているあいだは足を軽く上げ下げしている | +1 |
| ❼ | 1日1回は風呂に入る（またはシャワーを浴びる） | +1 |
| ❽ | つねに背筋を伸ばすように意識している | +1 |
| ❾ | 全体の食事の8割は自炊をしている | +1 |
| ❿ | 自炊のあとは皿洗いをしている | +1 |
| ⓫ | 歩くスピードがたいていの人よりも遅い | −1 |
| ⓬ | コンサート、映画、カラオケなどによく出かける | +1 |
| ⓭ | 掃除機をかける、床をふくなどの掃除を週に2回以上している | +2 |
| ⓮ | 洗濯物をたたみ、衣類を片づけている | +1 |
| ⓯ | 楽器の演奏や編み物など、軽く体を動かす趣味がある | +1 |
| ⓰ | 1日に1回は子どもまたはペットと遊んでいる | +2 |
| ⓱ | 夜はいつもテレビやスマホを見ている | −2 |
| ⓲ | スマホや活動量計で毎日の消費カロリーや歩数を<br>チェックしている | +3 |
| | **合計** | **点** |

もし現時点でNEATのレベルが低いときは、あらためてNEATスコアリングの質問を見直し、「いまの生活に簡単に取り入れられそうなものはないだろうか？」と考えてみてください。「テレビを見ながら床を雑巾がけする」「仕事中に30分ごとの休憩を入れて10分の散歩をする」「意識して歩くスピードを上げる」「映画館に行く量を増やす」など、あなたが「これならできそうだ」と思えるものであればなんでも構いません。

ポイントは、複数の活動量を少しずつ上げていくことです。

たとえば、いままでほとんど階段を使わなかった人が、急にエスカレーターの使用を止めるのは変化が激しすぎます。ゴミ出しや掃除の回数が少ない人が、毎日の雑巾がけを目指すのも現実的ではないでしょう。そうではなく、**いま月1回だけ床ぶきをしているならその回数を週1に増やす、いま外出のペースが週1ならその回数を週2に増やす、いま歩く時間が30分なら40分に増やす、といったように複数の活動を少しだけ増やしていくのがコツです。**

目安としては、すぐに改善できそうな活動を3つ選び、「それぞれの負荷を1・5倍に高めるにはどうすべきだろう？」と考えてみるといいでしょう（1・5倍の負荷は感覚で決めていただいて構いません)。そのうえで、3〜4週間をかけてNEATスコアリングを5点ずつ上げていく気持ちで取り組むのがベストです。

最初のうちは「こんな小さな改善で意味があるのか?」と思うかもしれませんが、**NEATのスコアが上がればあなたの体は確実に若返ります。**最終的には16〜25点を目指して、日々の暮らしに少しずつ「苦痛」を取り入れてください。

## レベル3 HIIPA(ヒーパ)

NEATのスコアが16点を超えたら、次は「HIIPA(ヒーパ)」を導入してみましょう。これは「高負荷偶発的身体活動(High Intensity Incidental Physical Activity)」の略で、「日々の活動を高負荷で行う」という考え方のこと。わざわざジムでエクササイズをするのではなく、**いつもの通勤や家事をちょっとだけ高い負荷で行うのがポイントです。**具体例を見てみましょう。

メソッド

## 「日常的な活動」に負荷を加える

次のようにありふれた活動を少しきつめに行うのが「HIIPA」の基本です。

- **坂道を駆け上がってランチの店に向かう**
- **通勤時に駅までダッシュする**
- **階段を2段飛ばしでのぼってみる**
- **普段は10分かけている雑巾がけを5分でやる**
- **いつもの散歩を倍のスピードで行う**

一見すると運動とは呼べなさそうな印象もありますが、**最新の研究では、日常的な活動の負荷を少し上げるだけでも、クオリティが高いエクササイズを行ったと考えて良いことがわかってきました**[9]。アメリカの保健福祉省は、2018年に過去の膨大な健康調査

**「HIIPA（日々の活動を高負荷で行うこと）」の具体的な数値例**

1. 通勤中などに時速4km以上のウォーキングを5分続け、これを週に5回行うと
1日のエクササイズ推奨量の17%分の運動になる

2. 買い物や散歩などを利用して時速4km以上のウォーキングを20分行い、これを週1のペースで行うと
1日のエクササイズ推奨量の13%分になる

3. 週1で庭仕事を30分やると、
1日のエクササイズ推奨量の20%分になる

4. 毎日1分ずつ階段を駆け上がると、
1週間でのエクササイズ推奨量の9%分になる

5. 週1で時速10km以上のサイクリングを10分やると、
1日のエクササイズ推奨量の13%分になる

6. 週1で30分のダンスをすると、
1日のエクササイズ推奨量の40%分になる

を精査し、こんな結論を出しています[10]。

「現在までの統計調査によれば、1回あたりのエクササイズの時間は、運動で得られるメリットとは関係がない。デスクワークの時間を減らし、少し体を動かすだけでもいい。**すべての行動は運動の時間として考えるべき**なのだ」

つまり、毎日ジムのマシンで30分のランニングをする人と、「コンビニまで3分走る」「駅の階段を30秒駆け上がる」といった細かい活動を30分積み重ねた人を比べても、得られる健康効果はほとん

ど同じ。**どんなに短時間の行動でも「1日の運動時間」としてカウントしていいのです。**
参考までに、「HIIPA」の具体的な数値の例を前ページに挙げておきました[11]。

ごく日常的な活動でも、少しきつめに行うだけで必要なエクササイズ量をかなり満たせることがわかるでしょう。

「少しきつめな活動」の判断は主観で構いません。**おおまかな目安としては、あなたが「つらすぎて動けない！」と感じられるぐらいの運動レベルを10点として、4点ぐらいのきつさを目指すのがおすすめ。**呼吸が少し速くなり、ほんのり体が温かくなるぐらいのイメージです。

主観による判断でも、問題ありません。これは1980年代から臨床試験でも使われてきた伝統的な方法で、主観による採点でも正確に運動強度を判断できます[12]。

1日20〜30分の「HIIPA」を30日も続ければレベル3はクリア。次なるレベル4からは、いよいよ意識的なエクササイズに取り組んでいきます。

レベル 4

## ウォーキング

ウォーキングは、手軽さと効果のバランスが最も良いエクササイズです。そのメリットを実証したデータは無数に存在しますが、特に精度が高いのはハーバード大学などによる2019年の論文です[13]。研究チームは、3万6383人分ものデータをもとに運動量と死亡率の関係について「メタ分析」を行いました。**メタ分析は過去のデータをまとめて大きな結論を出す手法で、科学的な証拠としては非常に信頼性が高い研究法です。**

分析の結果は、次のようなものでした。

- **ウォーキングなどの軽い運動をよく行う人は、まったく運動をしないグループに比べて死亡率が62%低くなる**
- **座ってばかりで体をほぼ動かさない人は、ウォーキングなどの軽い運動を行う人に比べて死亡率が263%アップする。特に座りっぱなしの時間が1日12時間以上の人は死亡**

**率が292％高くなる**

このデータによれば、**ウォーキングの効果は「1日375分」まで増え続けます。**といっても毎日そこまで歩くのは現実的ではないため、「1日にどれぐらい歩くと、どのようなメリットを得られるのか？」のガイドラインを見ておきましょう。

- **最低限の肉体維持は1日8分：**49歳以上の男女1564人を対象にした調査で、普段の活動に1日8分のやや早足のウォーキングを毎日行うと、高齢になっても十分な肉体機能を維持できるとの結果が出ています[14]。
- **メンタルの改善を狙うなら1日10分：**3万3908人を11年追跡したデータによれば、毎日10分前後のウォーキングでメンタルが落ち込むリスクが12％減ります[15]。
- **早期死亡を防ぐなら1日20分：**1日のウォーキングが20分を超えたあたりから早期死亡率が減り始め、1日100分で効果が最大化するとの報告が、アメリカ国立がん研究所から出ています[16]。
- **脳機能をシャープに保つなら1日40分：**2010年のメタ分析では、1日40分のウォーキングを週に3回行うことで、高齢者の認知機能が改善することがわかりました[17]。

・**死亡リスクを減らすなら1日60分**：先に見たハーバードのメタ分析により、1日60分のウォーキングで、体を動かさない人より死亡率が40％低くなる傾向が確認されました。

メソッド 4

# 1日あたり20〜30分歩く

すでに見てきたように、1日のウォーキング時間が長くなるほどあなたの体は若返りますが、費用対効果を考えれば、**1日あたり20〜30分を目指すのが現実的でしょう**。このレベルのウォーキングを週に5回ずつ、40日間続けられればレベル4はクリアです。

念のため申し添えておきますが、ここで示したガイドラインは大半が「観察研究（人為的、能動的な介入をともなわず、ただその場に起きていることや起きたこと、あるいはこれから起きることを見る研究方法）」をもとにしており、厳密にコントロールされた実験と比べて精度が高い内容ではありません。あくまでおおまかな目安としてお使いください。

レベル

# インターバル速歩

サルデーニャ島の老人たちが、ランニングや筋力トレーニングなどせず、日常の労働とウォーキングだけで若い肉体を保ち続けているのは「まえがき」でもお伝えしたとおりです。その意味では、レベル４の「ウォーキング」までこなせば、アンチエイジングに必要な運動量は十分手に入ると考えられます。

しかし、そうは言っても、多くの人がサルデーニャ島レベルの活動量を達成するのが難しいのも事実です。日がなオフィスに閉じこもるのが当たり前な現代では、オリーブ農園での労働と同じぐらい体を動かすのは難しいでしょう。通勤や家事などで活動量を増やせない場合は、負荷の高いエクササイズを行い、短時間で肉体を刺激しなければなりません。

**そこでレベル５からは、効率よく肉体を刺激できる〝時短系のエクササイズ〟を紹介します。**どのテクニックも30分以上かからず、なかには４分で済むものもあります。日中の活動量を増やせない人だけでなく、高負荷のエクササイズを好む人も試してみてください。

メソッド 5

# 「ゆっくり3分歩く↓すばやく3分歩く」をくり返す

「インターバル速歩」は、信州大学のチームが開発した日本産エクササイズです[18]。研究チームは679名の中高年者に1週間あたり60分以上の「インターバル速歩」を指示。5カ月後の経過チェックしたところ、**「インターバル速歩」を行ったグループは最大酸素摂取量が14％上がり、生活習慣病のスコアも17％改善していました。**

要するに、体力が上がって疲れにくくなり、糖尿病や高血圧のリスクも大きく下がったわけです。同じペースでウォーキングをしても、通常はこれほどの改善は望めません。

「インターバル速歩」の方法を紹介しましょう。

❶「ゆっくり3分歩く↓すばやく3分歩く」を1セットとする

❷ステップ❶を最低5セットくり返す

「すばやく歩く」の目安は「HIIPA」(69ページ)と同じく主観を使うのがベストで、**あなたにとって最高につらい状態を10点として、4〜5点のラインを目指してください。**

一般的には「ゆっくり」は時速3〜4キロで、「すばやく」は時速6〜8キロぐらいになるはずです。

ちなみに、「インターバル速歩」の実験データはまだ量が少なく、正確な効果のレベルを把握するまではまだ検証が必要ですが、負荷を細かく変えればエクササイズの効果が高まることは類似の研究でも実証されつつあります(80ページで詳述)。「インターバル速歩」を実践するときは、1日8〜10分からはじめてみてください。

## レベル 6 SIT(シット)プロトコル

略語ばかりで恐縮ですが、「SIT」は「スプリント・インターバル・トレーニング(Sprint Interval Training)」の頭文字を取ったエクササイズです。負荷が高い運動と休憩を何度もくり返すのが特徴で、**「インターバル速歩」の強化バージョンと言えます。**

メソッド 6

## 「全力で体を動かす→休む」をくり返す

「SITプロトコル」の基本は、次のとおりです。

❶ 10〜30秒全力で体を動かす
❷ ステップ❶で行った運動の5倍以上の時間をかけて休む（10秒のスプリントを行ったなら50秒以上の休憩を取る）
❸ ステップ❶〜❷を3回くり返す

ステップ1で行うエクササイズはなんでも構いません。ジムでエアロバイクをこぐもよし、自宅でふみ台昇降をしてもよし、「全力で体を動かす」という要点さえ守れば、どんなエクササイズを選んでも効果は得られます。

このとき、エクササイズの負荷は**「オールアウト」**を意識してください。運動が終わった直後に足がふらついて歩けないレベルのことで、72ページで紹介した主観採点法で「9〜10点」を目指すイメージです。

「ＳＩＴプロトコル」の効果は複数の研究で確認されており、代表的なのはマクマスター大学のマーティン・ギバラによるテストです[19]。研究チームは運動不足の男性を集め、「ＳＩＴプロトコル」または「有酸素運動」を行うグループに分けました。実験で採用された「ＳＩＴプロトコル」は次のようなものです。

❶2分の軽いウォームアップを行う
❷エアロバイクを全力で20秒こぐ
❸エアロバイクを軽く2分こいで休憩
❹ステップ❷〜❸をさらに2回くり返す
❺3分のクールダウン

つまり、「ＳＩＴプロトコル」を行った時間は実質3分にすぎず、本当につらいパートは1分しかありません。これに対して、有酸素運動グループは前後を5分のウォームアップとクールダウンではさみつつ、最大心拍数の70〜80%の負荷でエアロバイクを45分こいだようです。

12週間後、被験者の身体をチェックしたところ、**どちらのグループも心肺機能が20%上がり、インスリン感受性、筋肉の働きなども同じレベルで改善が見られました。**「SITプロトコル」グループのほうが格段に運動時間が少なかったにもかかわらず(総計6時間)、大量の時間を使った有酸素運動グループ(総計27時間)と同じぐらい肉体が若返ったわけです。時短の観点からすれば、「SITプロトコル」の優位性は明らかでしょう。**オーバートレーニングに注意しつつ、週2〜3回ぐらいのペースで実践してみてください。**

## レベル 7 HIIT-WB(ヒート)

**アンチエイジングには心肺機能の改善が欠かせませんが、筋肉も同じぐらい重要です。**

先に見たハーバードのメタ分析(73ページ)でも有酸素運動に週2回以上の筋トレを加え

ると、死亡率がさらに10～20％下がると試算されています。

そこでレベル7では、「ＨＩＩＴ－ＷＢ（High Intensity-Interval Training Whole-Body：全身高強度インターバルトレーニング）」というエクササイズを紹介しましょう。イギリスのクイーンズランド大学などが開発した手法で、心肺機能の改善と筋肉量の増加がまとめて期待できます。

というと、女性の方は「ゴツい体になりたくない」と思われるかもしれませんが、そこは気にしなくて構いません。女性の体は、筋肉を増やすのに必要なホルモン（テストステロン）が男性の10分の1～30分の1程度しか分泌されません。女子重量挙げのプロを見ても体型にゴツゴツした感じはなく、しなやかでスリムな印象を受けるケースがほとんどです。安心して「ＨＩＩＴ－ＷＢ」を取り入れてください。

メソッド

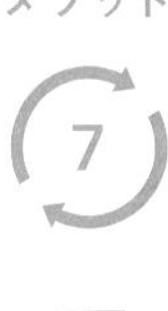

## 「ＨＩＩＴ－ＷＢ」を行う

「ＨＩＩＴ－ＷＢ」は、次の❶～❺の手順で行います。

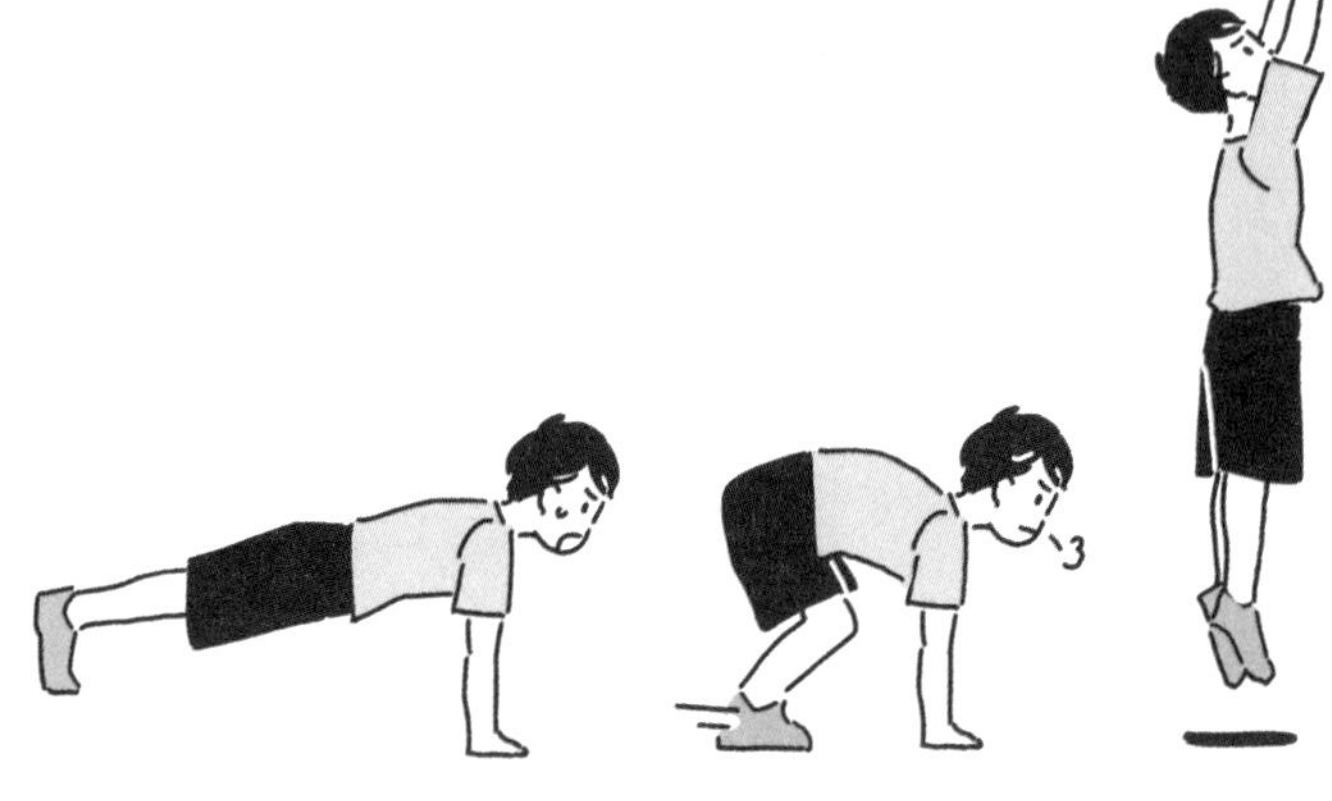

**バーピー**

**スクワット、腕立て、ジャンプの動作を一連で行う**

❶ バーピーを全力で20秒行い、10秒休んだら次の種目に移る

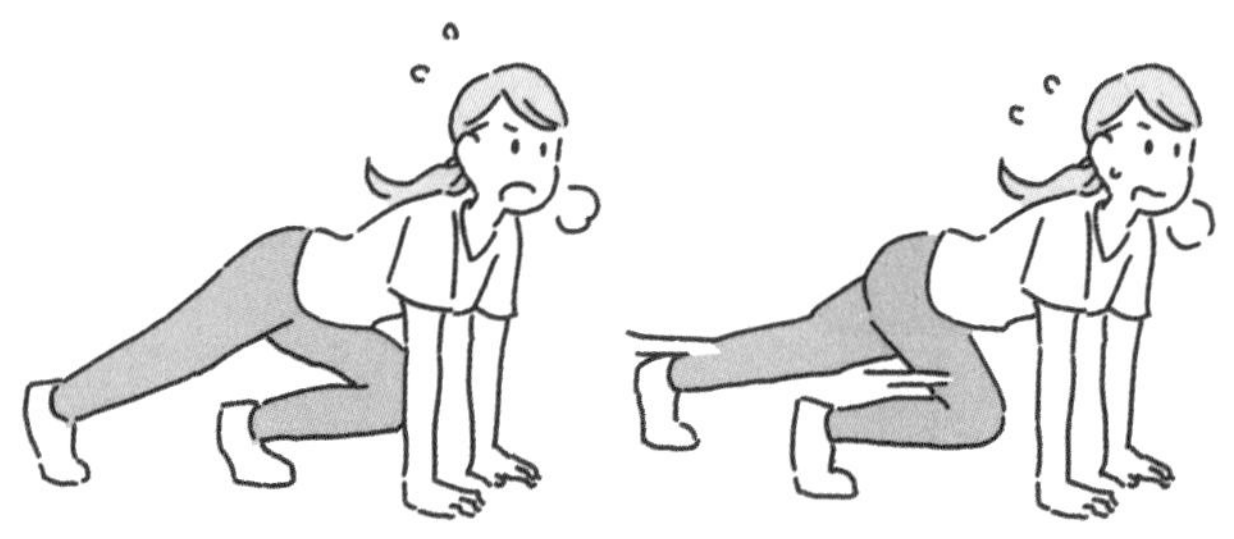

**マウンテンクライマー**

**両手を地面に着けて、足までが直線上に位置するよう姿勢をとり、**
**そのまま左右の足を交互に上半身側へ引きつける**

❷ マウンテンクライマーを全力で20秒行い、10秒休んだら次の種目に移る

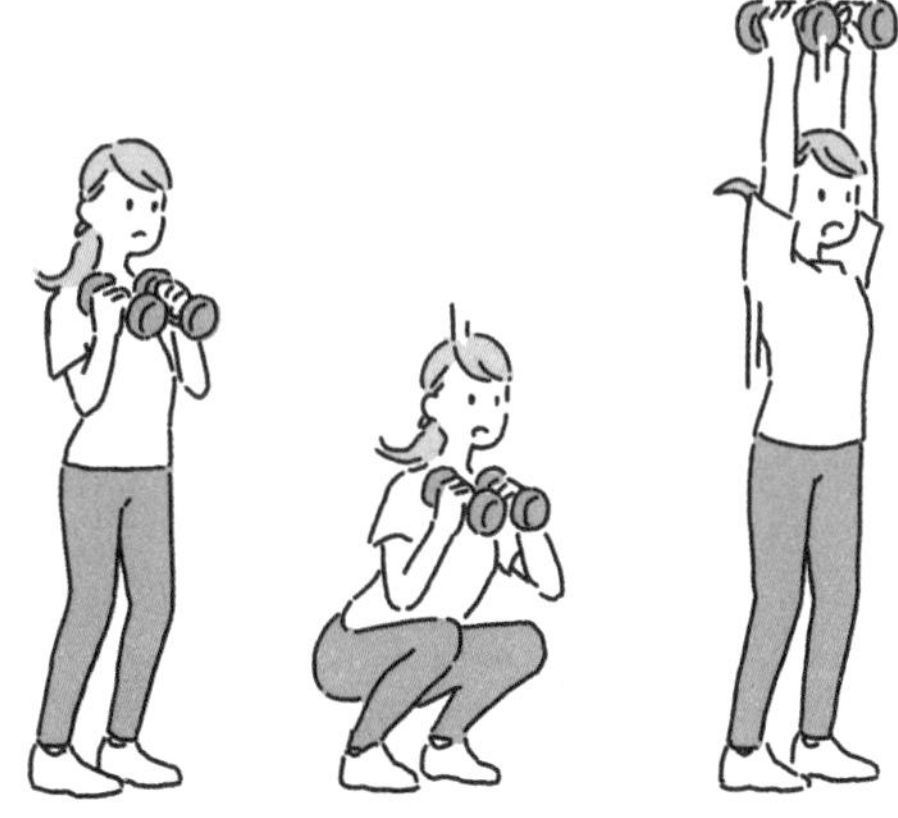

**スクワットスラスト**

**ひざを曲げてしゃがんだら、すぐに床に手をつき、**
**後ろにジャンプして腕立ての姿勢になる**

❸ スクワットスラストを全力で20秒行い（3kgのダンベルを使用）、
10秒休んだら次の種目に移る

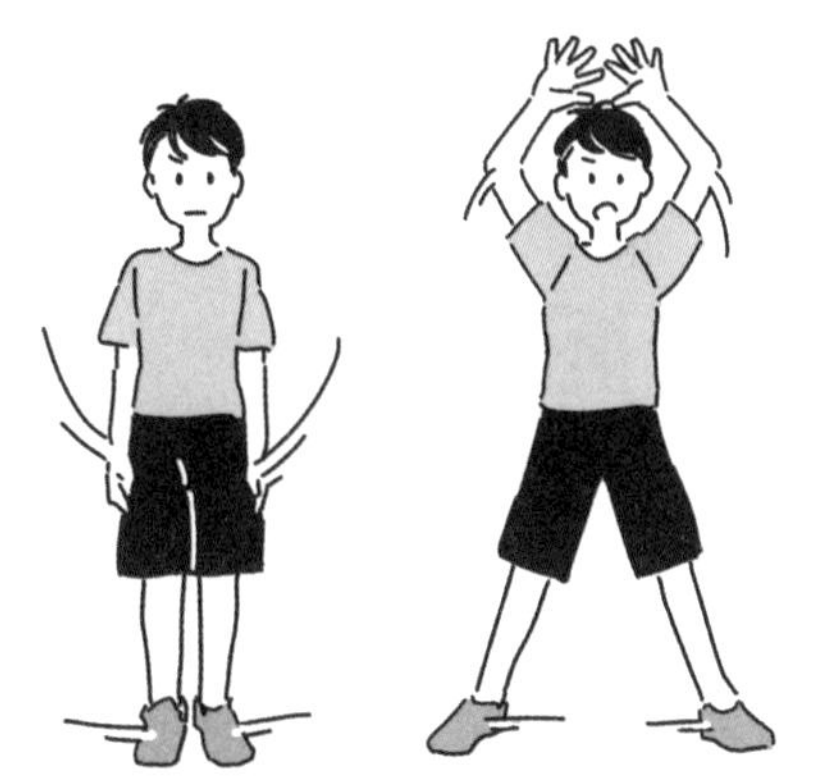

**ジャンピングジャック**

**まず、手は下げたまま、肩幅くらいに立つ。次に、軽くジャンプしながら、**
**足を肩幅より大きく開く。そして、足を着地するタイミングで、手を頭上で合わせる**

❹ ジャンピングジャックを全力で20秒行い、10秒休んだら次の種目に移る

❺ ステップ❶〜❹を2セット行う

ご覧のとおり、全身をくまなく使う種目だけで構成されており、ランニングやサイクリングだけでは鍛えづらい筋肉も刺激できます。**全部で4分しかかからないので、時間がない人にも最適でしょう。**

近年は「HIIT‐WB」の効果を確かめた実験も増え、肉体機能の改善に役立つことがわかってきました[20]。有名なのはクイーンズランド大学の実験で、研究チームは健康な男女に「HIIT‐WB」を週4回のペースで指示し、1日30分ずつのランニングを行ったグループと比較。4週間後に体力テストをし、違いを明らかにしました[21]。

- **どちらのグループも最大酸素摂取量が7～8%の範囲で改善した**
- **「HIIT‐WB」を行ったグループのみ筋持久力が改善し、脚力が40%、腕立て伏せが135%、チェストプレスには207%の改善が見られた（ランニンググループには筋肉の改善なし）**

この実験で「HIIT‐WB」グループが行った運動は週に16分だけです。それでも普通のランニングと同じぐらい心肺機能が改善し、筋肉は最大で2倍も発達したのだから驚くほかありません。新しいテクニックなので追試は必要ですが、ぜひ試してみてください。

## エクササイズ・オプション

ここからはオプションとして、運動以外で肉体に適度な苦痛を与えられる手法を見ていきます。運動よりはアンチエイジング効果が低いものの、試す価値はあるでしょう。

メソッド 8

### サウナに20分入る

最初のオプションはサウナです。PART1でも見たとおり、**サウナは温熱によって心拍数を120bpm前後まで上げ、エクササイズの効果を擬似再現してくれます。**サウナの効果を最大に得るためには、摂氏80度以上のドライサウナに1回20分入ることをおすすめします。それ以上の時間をサウナで過ごしても、効果が頭打ちになる可能性があるためご注意ください[22、23]。

メソッド 9

## 冷たいシャワーを浴びる

熱がアンチエイジングに効くように、**「冷却」にも若返りの効果があります。**その働きにはすでに一定の評価があり、**冬に水泳をした男女の抗酸化機能が上がった事例や**[24]、**摂氏10度の部屋で過ごした被験者のアディポネクチン（長生きホルモン）が70％も増加した研究など**[25]、興味深いデータには事欠きません。

なかでも手軽なのは冷たいシャワーで、いったん適温のシャワーで体を温めてから10～12度の冷水を30～90秒浴びるというやり方でも、十分なアンチエイジング効果を得ることができます。3018人を対象にした研究では、このシャワー法を1カ月続けたグループは、普通にシャワーを浴びたグループより風邪の発症率が29％減り、日中の活力が上がりました[26]。よほど寒さが苦手でないのであれば、たまには体を冷やしてみるのもいいでしょう。

# 毒とファスティング
## ——代謝を改善し、細胞レベルで肉体を若返らせる

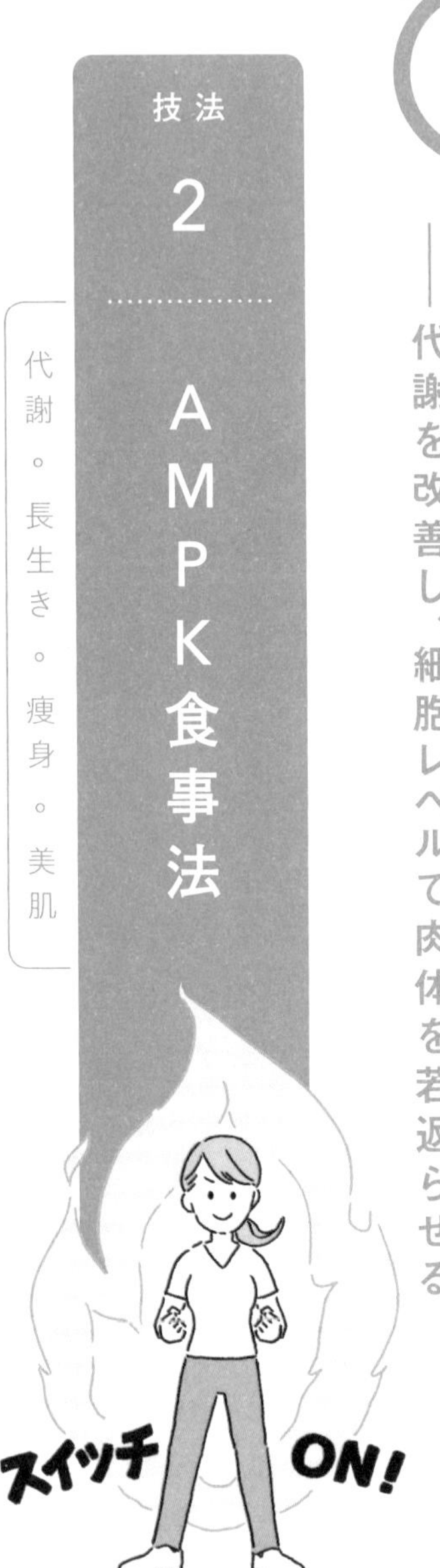


肉体に適度な苦痛を与えるテクニックのふたつめは、「AMPK食事法」です。「プログレス・エクササイズ」が運動で外部から肉体を刺激したのに対し、**ここからは内側からホルミシスを起動させていきます。**

AMPKとは「燃料センサー」のような役割を持つ酵素の一種で、**必要なエネルギーが足りなくなると活動を始め、全身の細胞に「肉体を効率よく使いなさい」と命令を出す働きを持っています。**「代謝のマスタースイッチ」とも呼ばれる、重要なメカニズムです。

となれば、AMPKが老化に大きな影響を持つのは当たり前でしょう。エネルギーをうまく使えるようになれば、それだけ細胞の働きは良くなりますし、最後には健康寿命も延びるはずです。

最新の研究では、AMPKの活性によって加齢が遅れ、寿命が延びるメカニズムが少しずつ明らかになってきました[27]。アンチエイジング研究の権威であるカイ・カルニランタは言います。

**「エネルギー代謝の効率を改善できると、ストレスに強くなり、細胞の働きもアップする。そうすれば健康寿命の改善や延長効果が得られるだろう。多くの実験でも、AMPKの増加による寿命の延長が確認されている」**

AMPKが働き始めた状態とは、いわば業績が下がった企業があわてて経営の合理化に手をつけたようなもの。むだな経費をギリギリまで削るのはもちろん、あらためて従業員の得意分野を調べ、特性にマッチした仕事を割り振った状態に似ています。

適材適所に従業員を配置できれば、当然ながら仕事のモチベーションは上がり、日々の業務もスムーズに進むでしょう。

同じようにＡＭＰＫが起動した体内では**肉体の最適化が行われ、糖や脂質の代謝をうまくコントロールできるようになります。**その結果、あなたの体は若返るのです。

## 細胞レベルで若返るファスティングのすごさとは

「ＡＭＰＫ食事法」は、人体の燃料センサーを刺激するための食事法です。ある程度の「苦痛」はともないますが、正しく続けられれば、あなたの体内では確実にアンチエイジング機能が働き始めます。

この食事法のポイントは、大きく2つです。

❶フィトケミカルの導入

❷ファスティングの実践

ひとつめのフィトケミカルは、PART1ですでに説明したとおり。**植物にふくまれるポリフェノールなどの成分は、あなたの体内で「軽微な毒物」として働き、AMPKを通してホルミシスの活性につながります。**

もうひとつのファスティング（断食）も大昔から世界中で行われてきた健康法で、近年は複数のデータでアンチエイジングの効果が確認されてきました。

2019年にアメリカ国立老化研究所のチームが発表したレビュー論文を見てみましょう[28]。ファスティングに関する先行研究を精査したもので、いまの段階で最良の知見を集めた内容になっています。

分析の結果、研究チームは「**ファスティングには体重を減らす以上の効果がある**」と指摘し、その効果を次のようにまとめました。

- **体内の炎症をやわらげ、アレルギー性の喘息、関節炎を改善する**
- **免疫システムを整え、ダメージを受けた細胞を修復する**
- **脳の情報処理スピードをアップさせる**

| ファスティング（断食）をおすすめできないケース | |
|---|---|
| ⚠ BMIが18以下 | BMIが低いと低カロリーのダメージに体が耐えられない可能性があります。まずは脂肪と筋肉を増やすことを優先しましょう。 |
| ⚠ 糖尿ぎみな場合 | インスリン感受性が低い場合も、断食のダメージで症状が悪化する可能性が高いのでＮＧです。主治医と相談のうえ、糖の代謝を改善してから実践してください。 |

免疫システムから脳機能の改善まで見込めるというのだから、なんとも幅広い話です。

さほどにファスティングの効果が高いのは、ＡＭＰＫが体全体のエネルギーバランスを保つ働きを持つことを考えれば当然でしょう。**一定の期間カロリーの供給を断てば、あわてた人体がＡＭＰＫを活性させ、細胞レベルでアンチエイジング機能を動かし始めるからです。**

ただし、ファスティングは基本的に軽度の「苦痛」を与えるのが主目的なので、上の条件に当てはまるときは実践しないほうが無難です。

以上の前提をふまえたうえで、ＡＭＰＫの活性に役立つ方法を実践しやすいレベル順に見ていきましょう。できそうなものから試してください。

レベル

## ポリフェノールの増量

もっとも簡単にAMPKを活性させられるのは、ポリフェノールの導入です。本書でたびたび触れたとおり、植物のポリフェノールは人体に毒として働き、AMPKを刺激。**エネルギー効率やDNAの修復能力の改善、ミトコンドリア生合成の刺激など、私たちの肉体を細胞レベルから若返らせてくれます**[29]。

狩猟採集民やサルデーニャ島の百寿者も日々ポリフェノールを摂取しており、たとえばタンザニアのハッザ族が食べるコンゴロビやバオバブといった果物にふくまれるポリフェノールの量は、先進国で消費されるベリー類に比べてなんと20倍にもなります。サルデーニャ島の高齢者もブラックベリーやミルト

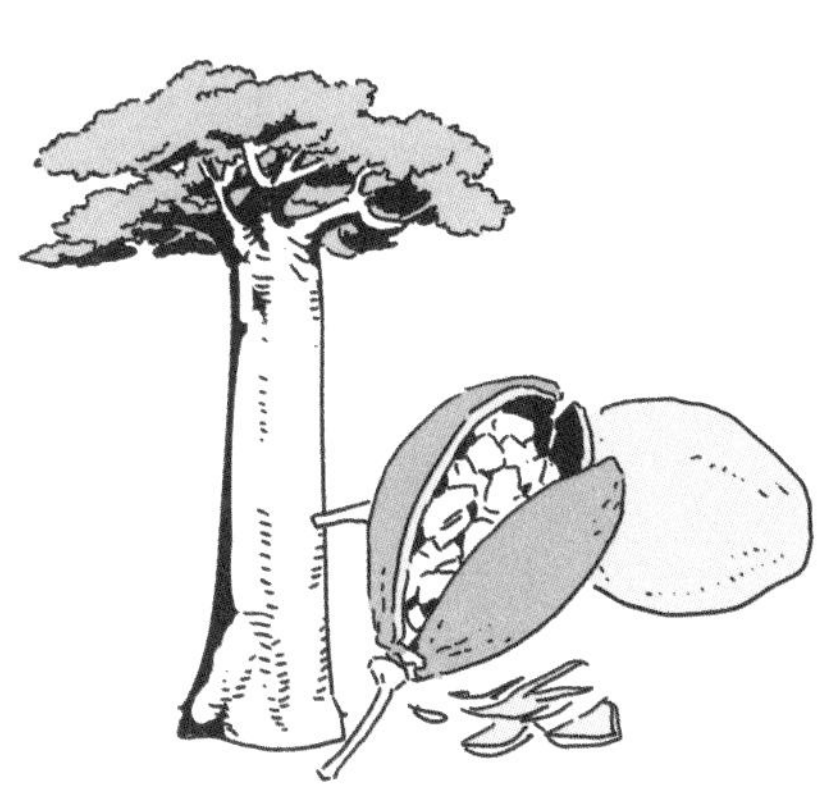

サバンナ地帯でよく見られるバオバブ

CHAPTER3 毒とファスティング

酒（ミルトとは、サルデーニャの森に自生する古代からのハーブの一種）をたしなむことで、ポリフェノールの一種であるヒドロキシチロソールなどを大量に摂取しています。**ポリフェノールの増量は、アンチエイジング食の第一歩と言えるでしょう。**

メソッド 10

## スパイスやハーブ、ベリーやコーヒーからポリフェノールをとる

ポリフェノールが豊富な食品については、2010年のオーヴェルニュ大学論文が調査を行っています[30]。過去に出た数千以上の調査からポリフェノールが豊富な野菜や果物を100種に絞り込んだもので、上位にランクインした食品は左表のとおりです。ポリフェノールを増やす際の参考にしてください。

**基本的にもっとも量が多いのはスパイスやハーブ類**ですが、いつもの料理で大量にバジルやターメリックを使うのは難しいかもしれません。カロリーとのバランスで言えば、**ベリー類、コーヒー、緑茶などでポリフェノールの総量を上げながら、トマトやビーツとい**

## ポリフェノールを多くふくむ食品

| | |
|---|---|
| クローブ | シチューやカレーなどに使われるスパイス。数ある食品のなかでもポリフェノール量は最高レベル（100gあたり15188mg）。 |
| ペパーミント | ポリフェノール量は100gあたり11960mg。抗炎症の作用も高い優良なハーブ。 |
| その他のハーブとスパイス全般 | クローブやミント以外にも、上位にはハーブとスパイスが多くふくまれる。なかでも、八角、オレガノ、セージ、セロリシード、タイム、バジル、ローズマリー、ジンジャーはポリフェノールが豊富。 |
| ココアパウダー | 100gあたりのポリフェノール量は全体の4位（3448mg）。ココアにふくまれるカカオポリフェノールには、血管の改善作用なども確認されている。 |
| ベリー類全般 | フルーツのなかでもっとも優秀なのはベリー類。特にブラックチョークベリー、ブラックエルダーベリー、ブルーベリーの3つは100gあたり836〜1756mgのアントシアニンをふくむ。皮の色が濃い品種ほどポリフェノールが多い傾向も。 |
| その他の紫や赤のフルーツ全般 | プラム、ビーツ、チェリー、ブドウ、リンゴなど、赤や紫の色素を持つフルーツにはポリフェノールが豊富。 |
| ナッツ類全般 | 種子類も全体的にポリフェノールが多い。なかでも、チェスナッツ、ヘーゼルナッツ、ペカン、アーモンドなどに豊富（100gあたり187〜1215mg）。 |
| お茶・コーヒー | 飲料系ではコーヒーがもっとも優秀で、続いて紅茶、緑茶の順にポリフェノールが多い。コーヒーは緑茶の2倍ものポリフェノールをふくむ（100mℓあたり214mg）。 |

**った赤紫色の野菜を増やすのが現実的でしょう。**

さて、ここで難しいのが「1日にどれだけのポリフェノールを取るべきか?」という問題です。ポリフェノール研究はまだ日が浅く、明確な摂取量のガイドラインが存在しません。いまのところは、観察研究などから最適量を推測していくしかないでしょう。

現時点でもっとも参考になるのは、エディスコーワン大学が5万6048人を23年ほど追いかけた2019年の調査です[31]。その結論は次のようなものでした。

- **ポリフェノールを取ると癌や心疾患による死亡リスクが10~20%の範囲で低下する**
- **ポリフェノールの摂取量は1日500mg前後で最大化する**

「1日500mgのポリフェノール」は、ブルーベリー100~150g、緑茶1杯、リンゴ1個、オレンジ1個に相当します。これぐらいの量なら簡単に達成できるでしょう。毎日の暮らしで積極的に取り入れてみてください。

レベル

## 含硫化合物の増量

ＡＭＰＫを刺激するには、「含硫化合物（がんりゅうかごうぶつ）」を増やすのも良い方法です。ポリフェノールと同じく植物が外敵から身を守るために作り出した成分で、やはり体内で軽度の毒として作用します。**スルフォラファン、イソチオシアネート、アリシンなどが有名で、強い風味と香りを持った成分が多いのが特徴です。**アブラナ科のような苦味の強い野菜や、すりおろすと鼻を刺す香りを発する野菜などは含硫化合物をふくむことが多く、ＡＭＰＫが活性しやすい傾向があります。なかでも効果が高い食品を見てみましょう。

メソッド 11

### ショウガ、ニンニク、ブロッコリーから含硫化合物をとる

・**ショウガ：**ギンゲロールやショウガオールなどの抗酸化成分を含み、複数の試験でアン

チエイジング効果が認められています。おもなメリットとしては、**減量のサポート**[32]、**コレステロールの改善**[33]、**体内の炎症レベルの緩和**[34]など。いずれも精度が高いメタ分析で効果が示されており、機能性の高さは間違いありません。1日0・5gを目安に食べるのがおすすめです。

ただし、生のショウガは有効成分が減りやすく、すぐに食べないとメリットが失われてしまうのが難点。それが面倒なら、**市販のショウガパウダー**を使ってください。複数のメタ分析によれば、1日にショウガパウダーを1～3g、またはショウガ抽出液を50㎎ずつ摂取すれば、およそ12週間でアンチエイジング効果が得られるようです。

・**ニンニク**：ショウガと並んで優良なデータが多い食材で、おもなメリットとしては、**大腸がんリスクの減少**[35]、**高血圧の改善**[36]、**糖代謝の改善**[37]など。前述の「アリシン」という香気成分にAMPKの活性作用があり、やはり複数のメタ分析で良い結果が報告されています。大多数の試験では3600～5400mcgのアリシンを使っているため、アンチエイジング効果を得るには、1日4gのニンニクを食べれば良い計算です

（小さじ1杯程度）。調理が手間ならチューブニンニクやガーリックパウダーを使っても構いません。

他にも、タマネギ、ネギ、ニラなどのネギ属野菜は、すべてアリシンをふくむ優良な食材です。ニンニクをメインに使いつつ、季節に応じて他の食材も増やしてみてください。

・**ブロッコリー**：スルフォラファンという苦味成分のＡＭＰＫ活性作用が強く、こちらも積極的に取り入れたい食材です。実験データには**抗がん作用を示したものが多く、肺がん**[38]、**乳がん**[39]、**大腸の悪性腫瘍**[40]**などの予防効果が複数のメタ分析で示されています。**

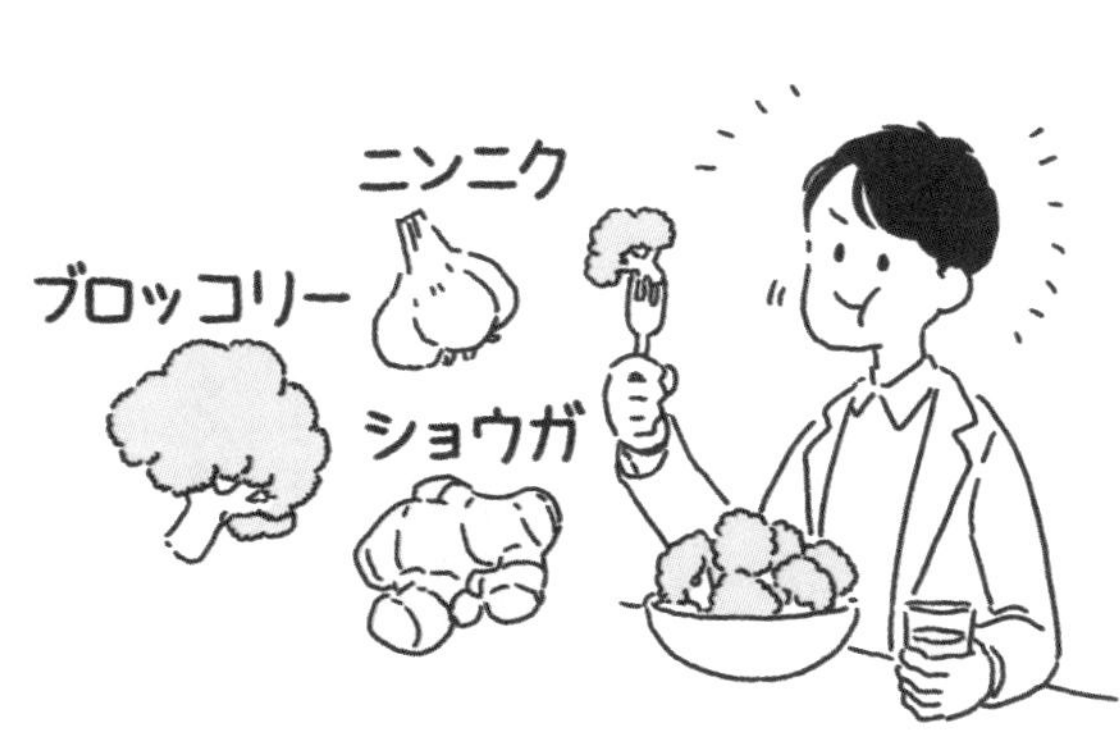


苦味が強い野菜にふくまれる含硫化合物はAMPKを刺激する

その他、ブロッコリーほどのデータはないものの、**白菜、キャベツ、ダイコン、ワサビ、ケール、小松菜といったアブラナ科の野菜も、AMPKを活性しやすい優良食材です。**約9万人の日本人を17年追跡した大規模な調査でも、**アブラナ科野菜をよく食べる人は心疾患や癌の死亡リスクが14％低下しており、**ますます評価を高めつつあります[41]。

アブラナ科の野菜を取り入れる際は、調理法に気をつけてください。スルフォラファンは熱に弱く、フライパンで少し炒めただけでも量が激減します。キャベツや小松菜ならまだしもブロッコリーの生食には抵抗があるでしょうが、細かく刻めば意外と問題なく口にできるものです。**よほど味が苦手でない限りは、生食を心がけてください。**

含硫化合物が豊富な優良食材は以上です。

どの野菜を食べるべきか考えるのが面倒なら、**「苦味が強い食材を1日1品食べる」**ぐらいの認識で構いません。野菜の苦味は植物が生み出した防御システムであり、あなたの体に適度な「苦痛」をもたらすサインでもあるからです。

## レベル 3 90分ファスティング

レベル3からはファスティングで苦痛を増やし、AMPKをさらに活性化させていきましょう。

### メソッド 12 食事の時間を前後に90分ずらす

まず取り上げるのは、「90分ファスティング」というテクニックで、実践はとても簡単です[42]。

❶ いつも朝食を食べる時間よりも90分だけ遅い時間にずらす
❷ いつも夕食を食べる時間よりも90分だけ早い時間にずらす

いつもの朝食が7時なら8時半に変え、いつもの夕食が20時なら18時半に早めればOK。一般的なファスティングのイメージからは遠いものの、これでも十分な効果が見込めます。

研究例としてはサリー大学の実験が有名で、研究チームは、健康な参加者に「90分ファスティング」を指示し、食事や運動の指導はなにもせずに10週間の経過を調べました[43]。すると、「90分ファスティング」を行ったグループの約6割が「いつもより食事量が減った」と答え、**いつもの時間に食事をしたグループと比べて2倍も体脂肪が減ったのです。**

小規模な実験につき追試は欠かせませんが、食事の時間を前後に90分ずらすだけなので、最初のファスティング法としてはベストでしょう。断食の経験がない人は、まずここから手をつけてみてください。

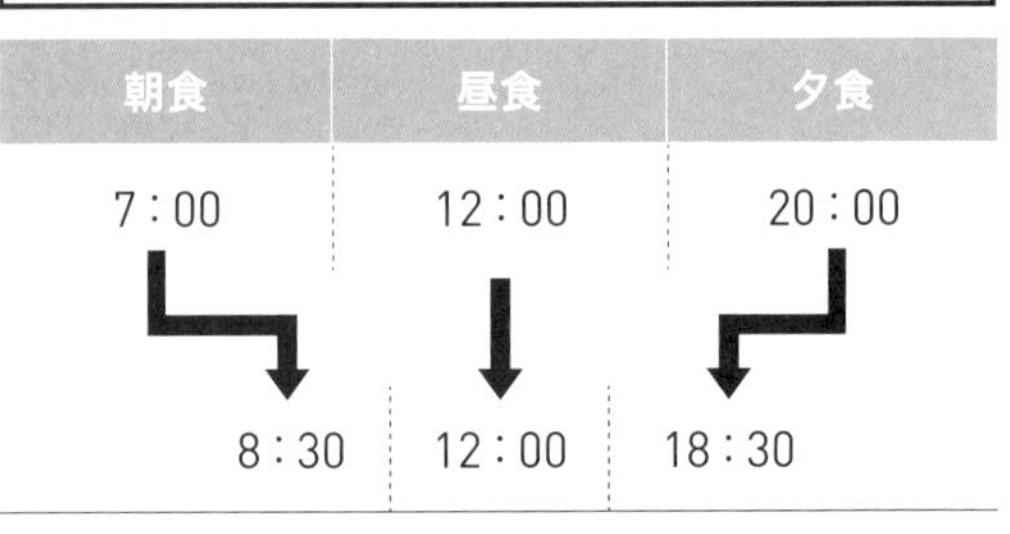

食べる時間をまとめることで、夕食〜翌日の朝食までの空腹の時間を増やす

レベル

# TRF

「TRF」はスペインのバルセロナ自治大学が開発した手法で、**「特定の時間に食事を限定する方法（Time-Restricted Feeding）」**の頭文字を取ったものです[44]。

メソッド 13

## 早い時間に食事を限定する

まずは具体的なやり方を見てみましょう。

❶ 6：30〜8：30のあいだに朝食を取る
❷ 朝食から6時間後（12：30〜14：30）までに夕食を終える（昼食は取らず、2食となる）。
❸ 夕食が終わってから翌日の6：30〜8：30は何も食べない

1日の断食時間はだいたい18時間で、このサイクルを毎日くり返すのが「TRF」の基本です。

「TRF」の検証テストでは、**この食べ方を5週間続けた被験者はインスリン感受性と血圧が大きく改善し、午後からの食欲も低下、身体の酸化ストレスも大きく減少しました。**18時間の断食がもたらすメリットは他のデータでも確認されており、まずは5週間ほど実践して、良い変化が出るかどうかを確かめてみるのがおすすめです。

メソッド

## 14 朝食だけ抜く

人によっては、早い時間に食事を限定できないケースもあるでしょう。会食が多い会社員などが、午後2時半で夕

**早い時間に食事を限定する(TRF)例**

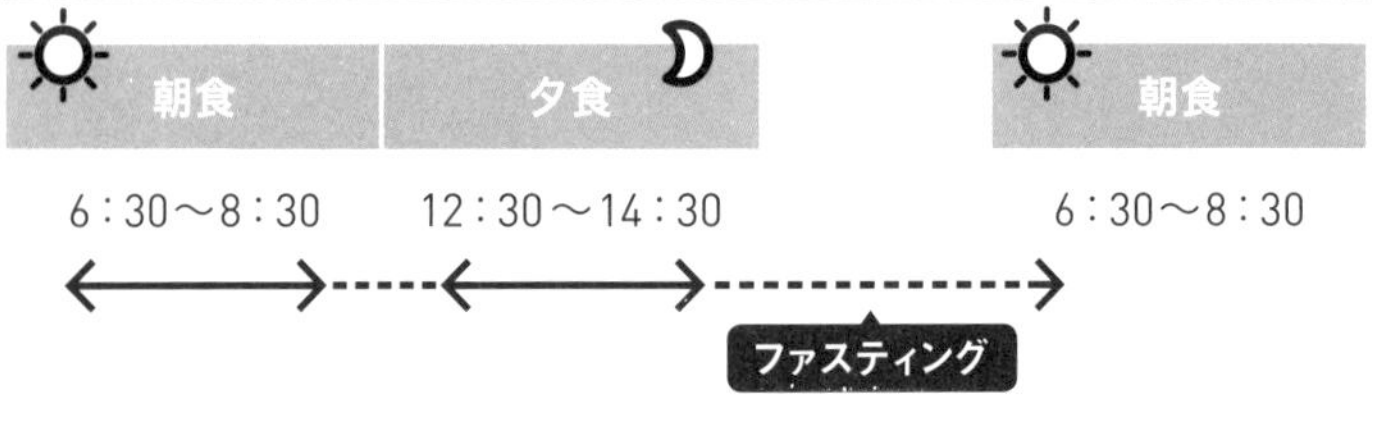

朝食 6：30〜8：30
夕食 12：30〜14：30
朝食 6：30〜8：30
ファスティング

18時間の空腹の時間をつくる

食を終わらせるのは至難の業です。

そのような場合は、早い時間に夕食を終えるのではなく、朝食を抜くタイプのファスティング法を使っても構いません。具体的にはこんな具合です。

❶朝食を抜き、12時から普通に食事をする
❷20時までに夕食を終える

こちらは、先に取り上げたアメリカ国立老化研究所が推奨するファスティング法で、平均16〜18時間の空腹時間を作るのが基本になります。もし20時までに夕食を終えられないなら、最後の食事に合わせて昼食の時間を調整しましょう。

たとえば、飲み会の解散が23時だった場合は、翌日の昼食は15時からになり、もし深夜2時に軽食を食べてしまったなら、その日の18時までは何も口にできない計算になります。

**とにかく一定の空腹期間を作り、肝臓にたくわえられたエネルギーを使い果たしましょう。ファスティングのあいだは、水・お茶・ブラックコーヒー以外は何も口にしないでください。**0kcalの表記がある健康食品やサプリメントなどもNGです。

はじめのうちは激しい空腹やイライラに襲われるかもしれませんが、多くの実験を見ると、2週間ほどで苦痛がやわらぎはじめ、1カ月で完全に慣れてしまうケースが多いようです。**著者の場合も10日前後で体が慣れ、3週間が過ぎたあたりから頭が晴れたような気分になったのを覚えています。**まずは2週間をゴールに試してみるといいでしょう。

## レベル 5 パーシャル断食

「パーシャル断食」はオリンピック・トレーニングセンターが推奨する手法で、研究チームは次のようにコメントしています[45]。

**「パーシャル断食を実践した者は、筋肉をあまり落とさずに体脂肪を大きく減らすことができた。そのうえ運動のパフォーマンスは向上する」**

なにやら話がうますぎるようですが、実際「パーシャル断食」実験に参加した人は、6週間で体脂肪が15・1％減ったのに対し、筋肉は2・91％しか減りませんでした。特にお腹と太ももへの効果が大きく、それぞれ体脂肪が17・4％と10・4％ずつ減少しています。

実験の質が高いとは言えないのが難点ですが、試す価値はあるでしょう。

メソッド 15

## 週3日の食事を「維持カロリー」に抑える

「パーシャル断食」は、次のガイドラインで行います。

❶断食をする日は、1日の「維持カロリー」から30～40%を引いた食事をする
❷断食を行うのは1日おきに週に3日で、残りの4日はカロリーを気にせず好きに食べる
❸断食の日は最低でも体重1kgあたり1gのタンパク質を取る

ステップ1の**「維持カロリー」**は、現在の体重を保つために必要なエネルギー量のこと。摂取カロリーと消費カロリーが釣

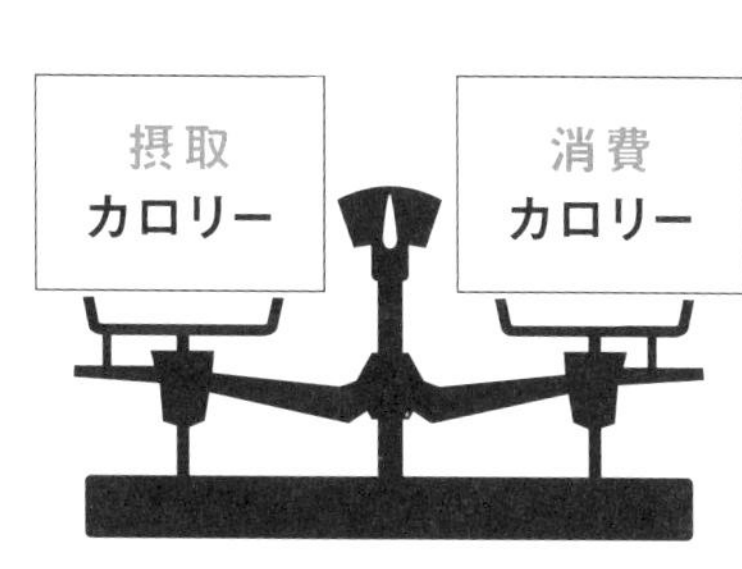

これが維持カロリー

## 「維持カロリー」の計算式

**1**

### ベースラインの計算

自分の体重(kg)に22をかけて基礎的な消費カロリーを出します。たとえば体重が62kgの人なら、「62×22＝1364kcal」がベースの消費カロリーになります。

**2**

### 活動量をかける

ステップ1で出した消費カロリーに、活動量ガイドラインの数値をかけます。

・デスクジョブがメインで1日の運動が15分以下＝**1.2**
・週に1〜2時間の筋トレか有酸素運動をしている＝**1.35**
・週に3〜5時間の筋トレか有酸素運動をしている＝**1.5**
・週に6〜7時間の筋トレか有酸素運動をしている＝**1.65**
・週に7時間より多く筋トレか有酸素運動をしている＝**1.75**

このガイドラインが示す「有酸素運動」には、ウォーキング、ランニング、自転車、水泳、ヨガなどがふくまれます。体重62kgの人が週4時間のランニングをしているなら、「1364kcal × 1.5＝2046kcal」という計算になります。最後に出た数値が「維持カロリー」です。

り合っていて、それ以上は体重が増えも減りもしないレベルを意味します。簡単な計算方法を上に挙げました。

かなりおおまかな指標ですが、プロのフィットネス指導でも使われる方法であり、1日に必要なカロリーを把握するには十分役立ちます。維持カロリーが出たら、続いて「パーシャル断食」に必要なカロリーを出してみましょう。

維持カロリーが「2046kcal」の人の場合、ここから30〜40％を引けばいいので、1日あたりの摂取カロリーの目標は「1227〜1432kcal」になります。あとはこの数字を守った食事を週に3日行うだけ。食事を取る時間帯は気にしなくて構いません。

また、食事のカロリー計算については、「あすけん」や「My Fitness Pal」といった計算アプリを使うといいでしょう。口にしたメニューや食材を入力すれば、おおまかなカロリーを表示してくれるので、ファスティングを行う際はぜひ活用してください。

## レベル 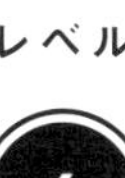 ミミック・ファスティング

「ミミック・ファスティング」は、1カ月のうち5日だけ徹底的にカロリーを減らす手法で、南カリフォルニア大学の研究チームが定期的に効果の検証を行っています[46、47]。まずは具体的なやり方を見てみましょう。

メソッド 16

## 1カ月のうち5日だけ徹底的にカロリーを減らす

❶ファスティングを行う日を決める（「毎月第2週めの5日間を使う」など）

❷ファスティングの1日めは1090kcalまで食事量を減らす。三大栄養素のバランスは、タンパク質11％、脂肪46％、糖質43％が目標

❸2〜5日めは、1日あたり725kcalまで食事量を減らす。三大栄養素のバランスは、タンパク質9％、脂肪44％、糖質47％が目標

ここで指定されている三大栄養素のバランスはおおまかなものであり、正確に守る必要はありません。人によってはタンパク質を増やすほうが空腹を感じにくくなるケースもあり、筆者の体験では、次のバランスがもっとも空腹に苦しまず、体脂肪も減りやすい傾向がありました。

**・1日め＝1100kcalまで食事量を減らし、タンパク質30％、脂肪30％、糖質40％の割合にそろえる**

**・2～5日め＝600kcalまで食事量を減らし、タンパク質25％、脂肪45％、糖質30％の割合にそろえる**

目安としては、まず10％のタンパク質からスタートして、空腹がつらいようなら5％ずつ増やしていくといいでしょう。何度か試して適切なバランスを探ってみてください。

ここで注意して欲しいのは、**脂肪を減らしすぎてはいけない**という点です。脂肪は必須栄養素なので、不足すればホルモンのバランスが崩れ、肌荒れの原因になります。

脂肪の摂取量は、**体重1kgあたり0・5gが最低ラインです。つまり体重60kgの人なら、「60×0・5」で1日30gは必ず脂肪を取らねばなりません。**脂肪は1gあたり9kcalなので、体重が60kgの人が1日600kcalだけ食べるとすると、うち脂肪が270kcal。つまり45％という計算です。

・体重60kg×0・5g×9kcal÷600kcal＝0・45（45％）

脂肪の割合が決まったら、この数値に従ってタンパク質と糖質のバランスを決めてください。いまの例では脂肪の最低ラインが45％だったので、「1日10％をタンパク質にする」と決めた場合は、最終的には「脂肪45％、タンパク質10％、糖質45％」のバランスに落ち着きます。タンパク質と糖質はどちらも1gあたり4kcalなので、

**・タンパク質：600kcal×10％÷4kcal＝15g**
**・糖質：600kcal×45％÷4kcal＝67・5g**

といった計算で最終的な摂取量を出しましょう。

計算が面倒なのが難点ですが、南カリフォルニア大学の実験では、**「ミミック・ファスティング」を3カ月行った被験者は体重が平均3kg減り、最高血圧が5㎜Hg低下、体内の炎症レベルも大きく低下し、記憶力まで向上しました。**90日のうち15日しかカロリーを減らしていないわりには、非常に良い結果だと言えるでしょう。

最初の数日は空腹がつらいでしょうが、だいたい3日めから爽快な気分が生まれ、食欲

を感じなくなる人が多いようです。実践の際はまず3カ月続けてみてください。

## レベル 7 日替わりファスティング

その名のとおり、**1日おきに断食をくり返すのが「日替わりファスティング」**です。

## メソッド 17 1日おきに断食をくり返す

「月曜に普通の食事→火曜日は何も食べず完全に断食→水曜日にはまた普通の食事→木曜日は断食……」といったように、何も食べない日を1日おきに設けるのが基本のサイクルになります。

断食の研究は全体的にまだ歴史が浅いですが、「日替わりファスティング」は良質なデータが多く、近年も複数の成果が報告されているのが強みです[48]。一例として、グラーツ大学の2018年実験を見てみましょう[49]。
研究チームは標準体型の男女に4週間の「日替わりファスティング」を指示し、全員の血圧や体内の酸化レベルを調べました。実験で使われたファスティングのガイドラインは次のとおりです。

❶食事をする日は、カロリーを気にせず好きなものを好きなだけ食べる
❷断食を行うときは、36時間の空腹期間を作る
❸断食中に口に入れていいのは、水、炭酸水、ブラックコーヒー、緑茶のみ

36時間の空腹状態を作る必要があるため、たとえば月曜日の20時までに食事を終えた場合は、翌日の火曜日は丸1日完全に絶食。その後、水曜日の8時から再び好きなものを食べ始め、20時までに最後の食事を終えたら、また翌日の木曜日はまるまる絶食、といったスケジュールになります。

さて、「日替わりファスティング」を行った男女には次の変化が確認されました。

- **週あたりのカロリー摂取量が37・4%減少**（普通の食事を続けたグループは8・2%減）
- **体重が3・5kg減り、そのうち体脂肪が2・11kg減少**
- **最高血圧は3・37%改善**

**多くのファスティング試験では肥満の被験者を使いますが、この実験では、健康で標準体型の男女だけを対象にしています。**それでも4週間でこれだけの成果が出たのだからすごいものです。

慣れるまでは36時間もの絶食は大変ですが、たいていは3〜4日も続ければ食欲は消え、集中力の上昇や肌質の改善といったメリットを実感するケースが少なくありません。まずは2〜4週間ほど試してみて、無理がなさそうだと判断できたら続けてみてください。

## AMPK食事法・オプション

ここ数年は、一部のサプリメントがＡＭＰＫの活性作用を持つことがわかってきました

[50]。もちろん、ポリフェノールは食事から取るのが一番ですし、空腹感に勝るＡＭＰＫの活性法はありませんが、オプションとして使えば効果を得られる可能性があります。ＡＭＰＫの活性に役立つサプリメントを見ていきましょう。

メソッド 18

## サプリでクルクミンをとる

クルクミンはウコンに入っている成分で、ＡＭＰＫの活性効果が報告されています[51]。データ数が多いうえに安全性と作用のバランスが良く、サプリとしては第一の候補になるでしょう[52、53]。

ただし、クルクミンの利用が難しいのは、体に吸収されにくい性質があるため、大半が体外に排出されてしまうところです[54]。そのせいでクルクミンのメリットを否定する専門家も少なくないのですが、幸いにもここ数年で体内の吸収率を高めたバージョンが開発されています。サプリメントを選ぶ際は、成分表示に左のような加工表示があるかどうかを注意してください。

## クルクミンを選ぶ際の成分表示

| | |
|---|---|
| ピペリン系 | 胡椒の辛味成分であるピペリンと組み合わせたバージョンで、未加工のクルクミンと比べて血中への移行率は最大で20倍[55]。「バイオペリン」が代表ブランド。 |
| ナノ系 | クルクミンの分子を小さくしたもので、吸収率はおよそ27倍と考えられます[56]。「セラクルミン」などの商品が有名。 |
| オイル系 | オイル系＝まだ研究例が少ないものの、およそ6〜7倍の吸収率があると考えられます[57]。成分表に「BCM-95」といった表記があればOK。 |
| フィトソーム系 | 植物由来のレシチンとクルクミンを組み合わせたタイプで、およそ29倍の吸収率を誇ります[58]。この技術を使ったサプリは、成分表に「Phytosome」などと書いてあるはずです。 |

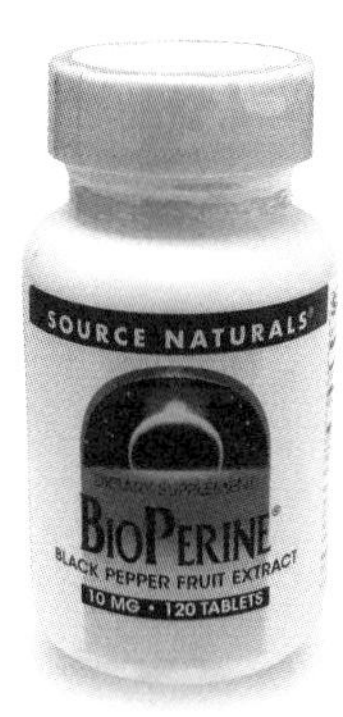

このなかでもっとも価格と機能のバランスが良いのは**ピペリン系です**。多くのテストでは1日80〜200mgが使われており、まずはこれぐらいから試してみてください。

## メソッド 19 ブドウを皮ごと食べてレスベラトロールをとる

レスベラトロールは、ブドウの皮にふくまれるポリフェノールの一種です。科学界では賛否の多い成分で、かつては世界中で「長寿遺伝子を活性化する夢の成分」と騒がれたかと思えば、数年後に研究の不正が判明して評価が地に落ちたりと、毀誉褒貶（きよほうへん）の激しさで知られてきました。

しかし、2010年代に入ってからは質の高い実験が行われ、南方医科大学が21の先行研究をメタ分析したところ、**1日300mg以上のレスベラトロールで総コレステロールや血圧の改善が期待できることがわかりました**[59]。

劇的な数値とまでは言えないものの、心疾患リスクを減らす作用はあるようです。

もっとも、現時点でのレスベラトロール研究は過体重の被験者を対象にしたものが多いため、標準体型の人でも似た効果が得られるのかどうかは今後の研究を待つしかありません。その点はご留意ください。

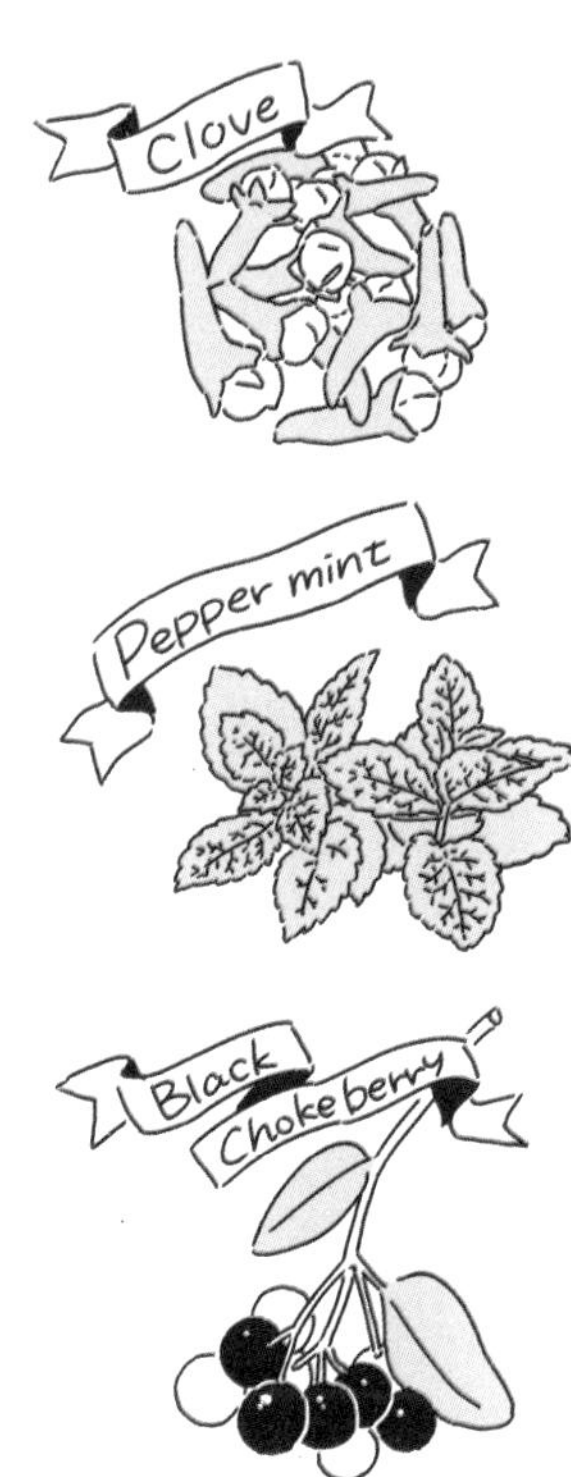

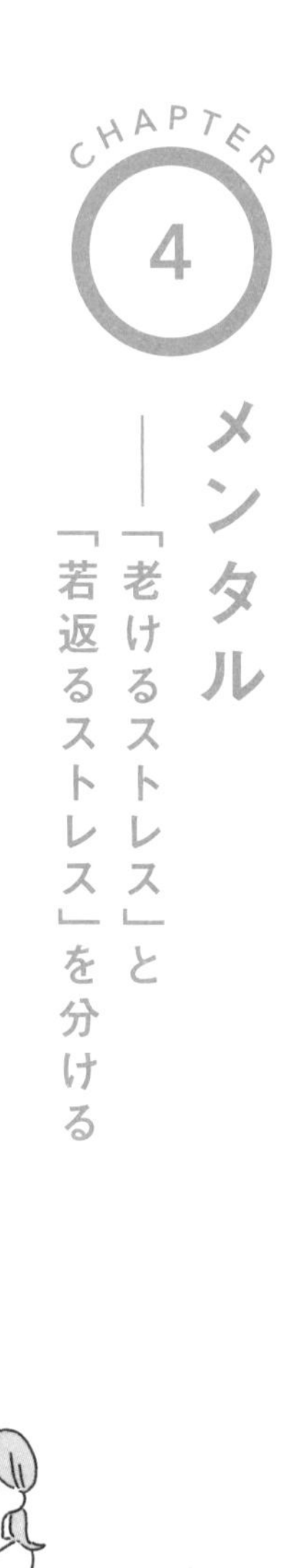


## 技法 3 エクスポージャー

肌。見た目。ストレス耐性

食事と運動で肉体に苦痛を与えたら、今度はメンタルの番です。肉体と同じように、精神にもストレスを与えていくフェーズに移ります。

が、そう言われて、抵抗感を抱いた方もいらっしゃるかもしれません。「ストレス社会」と呼ばれる現代において、いま以上の負荷をメンタルにかけたくないと感じるのは自然な話。仕事で疲れ切ったあとは、ただただ心身を休めたいと思う人が大半でしょう。

そこでまず押さえておきたいのは、メンタルの負荷には**「老けるストレス」**と**「若返る**

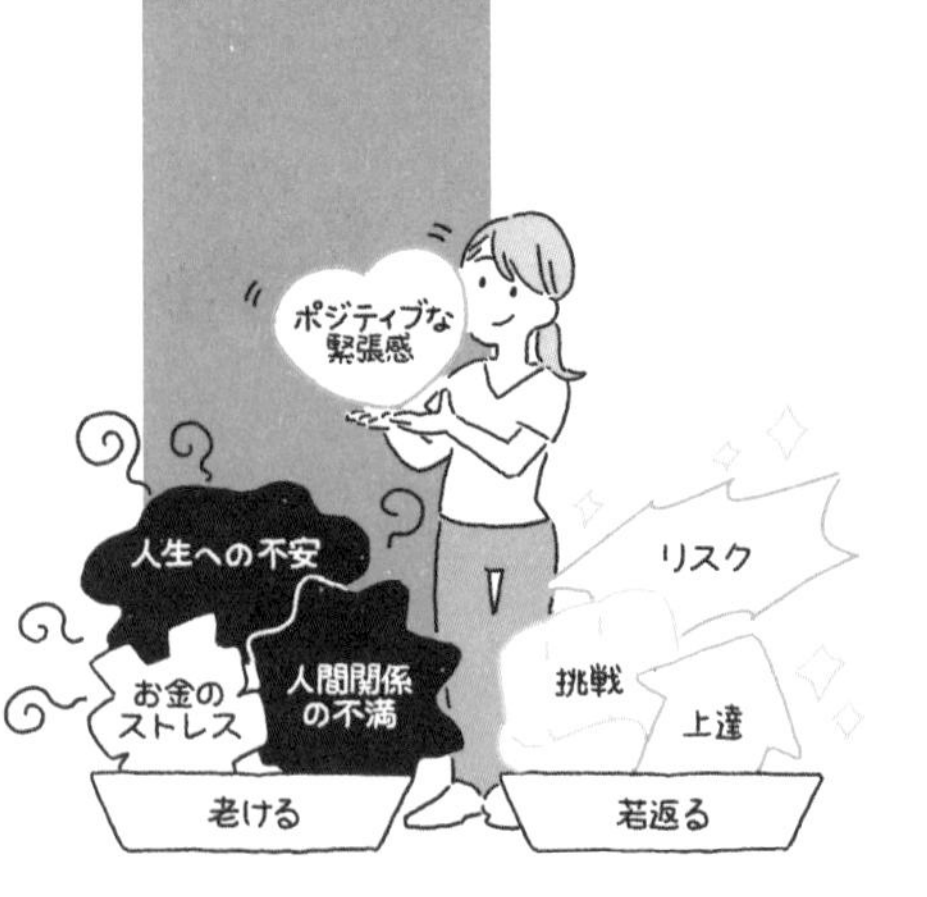

**ストレス」の2種類がある点です。**

**老けるストレス：**人間関係の不満や人生への不安などが頭のなかでくり返される慢性的なメンタルの負荷

**若返るストレス：**何らかの目標に向かって努力しているときに味わう精神的な緊張感

最初の「老けるストレス」は、つねにあなたの心につきまとう不安や怒りなどの感情を意味します。嫌いな上司と顔を合わせなければならなかったり、仕事場が不安定で将来が見えなかったり、なにも楽しいことがなく日々を過ごしていたりと、しつこく心をさいなんでくるタイプの精神的な苦痛です。

**慢性的なストレスは私たちの心を痛めつけ、あなたの若さを少しずつ削っていきます。**ルーヴァン・カトリック大学などが10年をかけて200人の男女を撮影した研究では、日常的なストレスのレベルが高い人は見た目も老けている傾向があり、なかでも悪影響が大きかったのは**「金銭的なストレス」**でした[60]。ローンの支払いや安月給に悩む人ほど、実年齢よりも老けた印象を与えやすかったのです。

**ストレスが老化をもたらすメカニズムは複雑ですが、もっとも大きいのはホルモンバランスの変化です。**

メンタルの悪化はコルチゾールというホルモンの量を増やし、これが引き金となって脳から神経ペプチドの一種である「サブスタンスＰ」を吐き出します。この物質は体内に炎症を起こす働きがあり、とろ火で煮込むかのように肌や臓器をじわじわと攻撃。やがて全身の機能が低下を始め、高血糖、肥満、アレルギーなどのリスク増加につながります。若々しい見た目を維持するためにも、悪性のストレスには気を配らねばなりません。

## 物事の上達には、「快いストレス」がつきもの

もうひとつの**「若返るストレス」は、あなたにとって役に立つ目標に向かってエネルギーを注いでいるときに味わう精神的な不快感のことです。**マラソンの完走、ダイエット、長生き、起業など、本人が「これは大事だ」と心から思えるなら、目標の種類はなんでも

構いません。**このタイプのストレスは、あなたの脳にほど良い刺激を与え、ホルミシス効果を発動させてくれます。**

というと、「楽しむだけではダメなのか？」と思う人もいるでしょう。せっかく好きな目標に向かってエネルギーを注ぐのだから、ひたすら楽しみつつゴールに向かいたいと感じる人は少なくないはずです。

しかし、残念ながらこの考え方では根本的に達成できません。人間の脳のシステムは、本気でゴールに向かう者に不快感を与えるようにデザインされているからです。

ＰＡＲＴ１にも登場した心理学者のアンダース・エリクソンは、スポーツや音楽の世界で成果をあげた一流プレイヤーに調査を行い、こう結論づけました。

「物事を上達させるためには快適な場所から出なければならない。いくら得意な曲を演奏しても練習にはならないし、すでに習熟したテクニックでプログラムを書いてもスキルは改善しない。**上達のためには最大限の努力が必要であり、それゆえにひどい不愉快さをもたらす**」

48ページでも説明したように、人類の心と体は、できるだけエネルギーを節約するように進化してきました。いったん生存に必要なスキルが身についたら、あとはその状態を維持したほうがカロリーを使わずにすみ、それだけ生き延びる確率も上がるからです。新たなスキルの獲得は、周囲の状況が変わったときにあらためて考えればいいことでした。

そのため人間の脳には、新たな目標に向かう際に、必ず苦痛をもたらすようなメカニズムが備わりました。「このままでいたほうがいいよ」と心身にメッセージを送り、現状維持をうながすシステムです。

要するに、**真の上達はつねに「苦痛」とワンセット**。新たに数学の公式を学ぶとき、未知の演奏テクニックを練習するとき、起業のアイデアを絞り出すときなどに、なんの不快さも感じないようであれば、それは脳が現状維持の方向に向かっているサインと判断できます。

## 年令を超えて若い心と体を持つ「スーパーエイジャー」の秘密とは？

心身の若さと精神的な苦痛の相関は、スーパーエイジャー研究でも明らかです。**スーパ**

**ーエイジャーとは、若い人と同じレベルの脳と肉体を持ち続ける高齢者のことで、80代にもかかわらず中高年よりも脳が大きかったり、90代になっても見た目が実年齢より20歳は若かったりと、驚くような事例が過去にいくつも報告されています**[61、62]。

ノースイースタン大学のリサ・フェルドマン・バレットがスーパーエイジャーの脳とライフスタイルを調べた研究では、**彼らの脳は大脳皮質だけでなく前帯状皮質や島皮質も発達していることがわかりました**[63]。

これらのエリアは脳内で情報のやり取りを行うメインターミナルとして働くのですが、おもしろいことに活動量が増すごとに「疲労」「挫折感」「イライラ」といったネガティブな気分を発生させる特徴があります。すなわち**多くのスーパーエイジャーは、日常的になんらかの難しい活動に打ち込み、不愉快さを味わいつつ脳を成長させていたわけです。**

彼らが体験する「不快」の内容はさまざまで、ある者は新たなスポーツを始め、またある者は80歳か



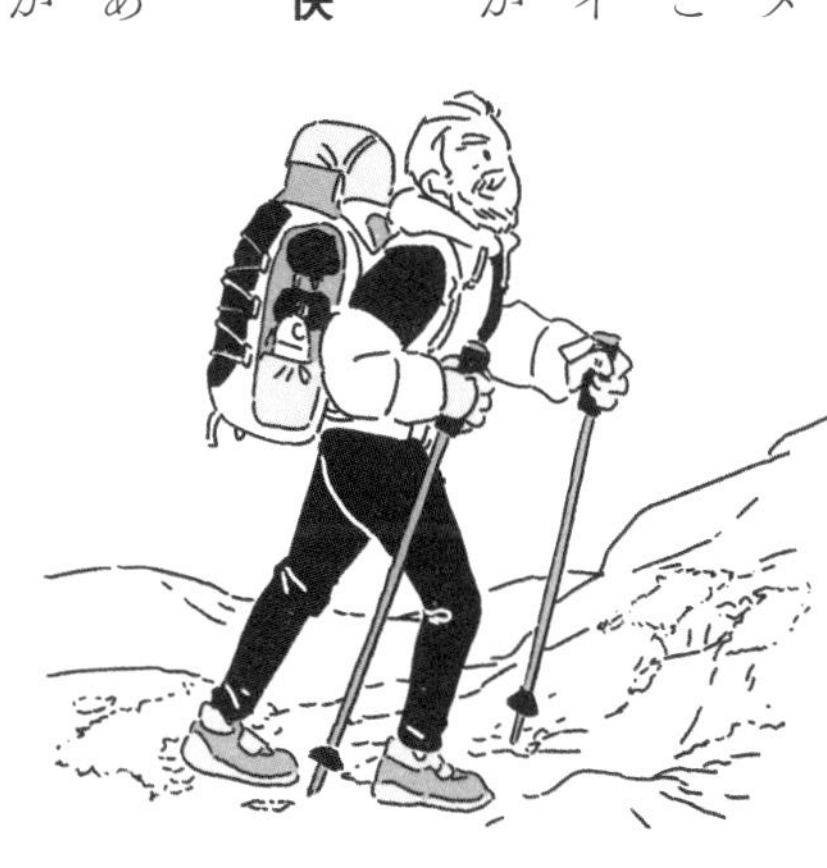
スーパーエイジャーは、「痛み」を避けない

ら語学学習に手をつけ、なかには90歳でキリマンジャロの登頂を目指す者も存在しました。

このデータをふまえて、バレット博士は、**スーパーエイジャーのように若い心身を保つには「定期的に痛みを味わうしかない」と断言しています。**

## エクスポージャーで脳を不快に追い込む

そこで、あなたの脳に苦痛を与えるために役立つのが**「エクスポージャー」**という技法です。もともとは行動療法の世界で不安障害やPTSDの治療に成果をあげてきたメソッドを、アンチエイジングに応用したものです[64]。

**「エクスポージャー」のポイントをひとことでまとめると、「あなたがちょっとだけ耐えられる不快感に身をさらす方法」**のようになります。

一例として、あなたはもっと友人を増やしたいのに、他人に話しかけるのが苦手だったとしましょう。このような状況を打破するために、エクスポージャーではまずあなたがギリギリ耐えられそうな「リスク」を設定します。

- **家族に悩みを打ち明ける**
- **大きな飲み会で簡単な乾杯のあいさつをしてみる**
- **信頼できる友人に隠していたことを話してみる**

初対面の人との会話ほどは不安にはならないものの、軽く心がざわつくレベルの行動を決めて、小さなところからチャレンジしていくわけです。

タスクの難易度は個人の主観によって変わるため、人によっては「街中で知らない人に話しかける」や「趣味のサークルで発表する」といった行動のほうが取り組みやすいケースもあるでしょう。あなたにとって少しだけ負荷が高いものを選ぶのが、エクスポージャーの第一ポイントです。

基本を押さえたところで実践に移りますが、エクスポージャーは個人の主観が左右する側面が多いため、運動や食事のように具体的なレベル分けは提供しません。その代わり、これから伝えていくステップに従って、あなたにとって最適な脳の負荷を見つけていただきます。順に取り組んでみてください。

## ステップ1：リスクメーターの作成

「リスクメーター」は、スタンフォード大学の工学部などで使われる人生改善テクニックのひとつ[65]。人生のなかであなたがどれだけ日常的にリスクを取り、自分に苦痛を与えているかを判断するために使います。

スーパーエイジャーたちが、意識して安全な場所から飛び出し続けているのは先述の通りです。**あえてリスクを取らない限り、私たちの脳は適切な刺激を受けることができません。**

そこで「リスクメーター」では、左のような5角形のチャートを使い、ジャンルごとに自分がどれぐらいリスクを取っているかをチェックしていきます。

「いま私はどれぐらいリスクを取れているだろうか？」「ちょっとした不安や恐怖を乗り越えて新しい行動をできているだろうか？」と考えて、各項目に現状を記入してください。

「資格勉強を始めたから知的なチャレンジはしている」と思うなら「知的リスク」に高い点数をつけ、「運動もできていないし新しいスキルも伸ばしていない……」と判断したなら「身体的リスク」は低い点数をつけています。点数は主観で判断して構いません。

## 自分に与えている苦痛を計るリスクメーター

**身体的リスク**

新しいスポーツを試す、楽器の演奏を学ぶ、既存のスキルを磨くなど、自分の肉体を使って新鮮なチャレンジをしているか？

**知的リスク**

知らない国の言葉を学ぶ、誰かとアイデアを交換する、未知の科目を勉強するなど、ミスや失敗を恐れず知的な行為に挑んでいるか？

**感情リスク**

人前でのスピーチ、誰かに隠し事を明かす、資格試験に挑むなど、不安や恐怖をかき立てるようなことに挑んでいるか？

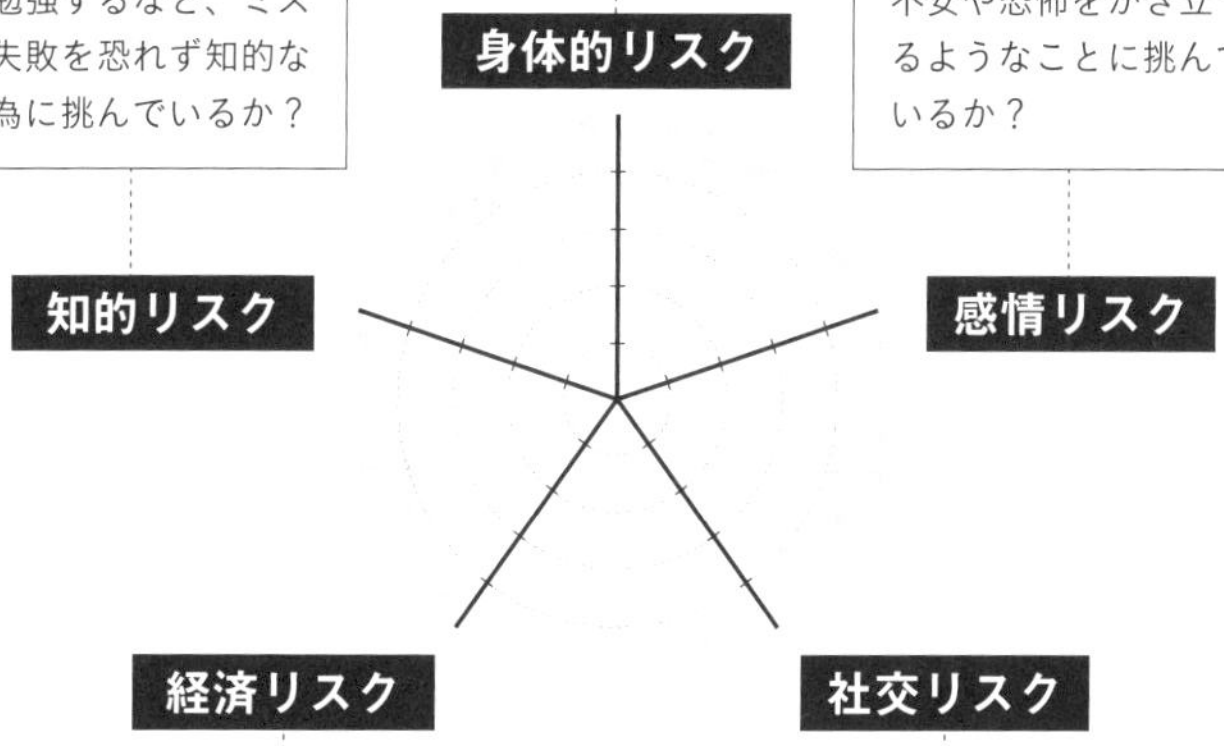

**経済リスク**

新たな投資をする、他人のためにお金を使う、新しいスキルを学ぶために貯金を崩すなど、自分の幸福レベルを高めるために金銭的なリスクを取っているか？

**社交リスク**

見知らぬ人に話しかけたり、音信不通になった友人と連絡を取ったり、新しいつながりを得るために交友範囲を広げたりと、他者とのつながりを深めるチャレンジをしているか？

参考までに筆者の例も触れておきますと、私の場合は職業がら新たな情報を取り込まねばならないため「知的リスク」はやや高めに設定し、一方では生まれつき極度の人見知りなので「社交リスク」には低い点をつけています。あくまで自分の感覚に従いつつ、正直に採点しましょう。

**ステップ2：下位アクションの設定**

リスクメーターで現状を把握したら、具体的なアクションを決めましょう。リスクメーターからもっとも点数が低いジャンルを選び、

**・この項目でさらにリスクを取るにはどうすればいいだろう？**
**・自分の人生を改善するために役立つリスクはなんだろうか？**

と自問してみてください。そのうえで思いついたアクションをすべて書き出します。

たとえば、あなたが「感情リスク」を取っていないことに気づき、その対策として「人

前でのスピーチに慣れれば今後の仕事に役立つはずだ」と考えたとしましょう。しかし、いきなり人前でのスピーチを目指すのはストレスが大きすぎるため、より難易度を下げたアクションから手をつけるのが得策です。

- **数人の専門家に対して、数枚のメモだけを使ってなるべく即興で話す**
- **数人の友人の前でスピーチを練習してみる**
- **十数人の知り合いに向けて得意な話をしてみる**
- **会社のミーティングで同僚の意見にコメントしてみる**
- **信頼できる友人にスピーチを試す**

**具体的なアクションは最低でも10個ひねり出してください。**アクションの数が増えれば増えるほど、エクスポージャーの効果は高くなります。

**ステップ3：アクション階層の設定**

ステップ2で決めたアクションを、実践が簡単な順番に並べていきます。それぞれのア

CHAPTER4 メンタル

クションについてあなたがどれぐらい不安やイライラを感じるかを0〜100%までの尺度で評価してください。

**0%＝まったく不安がない、完全に落ち着いている**
**30%＝多少の不安はあるが、なんとかなる**
**50%＝つらい感覚が増えてきたため、日常的に実践するのは厳しい**
**70〜80%＝日常生活に支障をきたすほどの深刻な不安を感じる**
**100%＝いままで感じたなかでも最悪の不安**

この数値も主観で決めて構いません。人によってストレスの感じ方は異なるので、「こんなことを不安に感じるなんて恥ずかしい……」などと勝手に判断せず、**あなたのネガティブな感情に正直に採点しましょう**。

採点が終わったら、すべてのアクションを不安が少ない順番に並び替え、左ページのようなフォームに書き込んでください。もっともストレスが少ないアクションを一番下に、もっともネガティブに感じるアクションは一番上に置きます。これでエクスポージャーの

「人前で講演する」を実践するためのアクション階層の例

| 状　況 | 不安(0−100%) |
| --- | --- |
| 人前で講演をする。 | 100 |
| 知らない人のいる会議で司会する。 | 90 |
| セミナーや会議を仕切ってみる。 | 75 |
| 仕事の会議中に質問やコメントをする。 | 60 |
| 飲み会などの集まりで知らない人と話す。 | 50 |
| 講演会やセミナーに出席して質問する。 | 45 |
| 飲み会などの集まりで知らない人に微笑んでみる。 | 40 |
| 知らない人と1対1で会話する。 | 25 |
| 友人の前で新聞の一節を読む。 | 10 |
| 気の知れた知人と1対1で会話する。 | 5 |

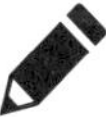

ステップ2で決めたアクションを、実践が簡単な順番に並べていく。
それぞれについてどれぐらい不安やイライラを感じるかを0〜100%で評価

下準備は完成です。

## ステップ4：アクションの実践

アクション階層ができたら、あとは実践あるのみです。もっとも下の難易度が低いアクションから手をつけ、それが終わったら上位に移動していきましょう。**階層を上がっていくほどあなたの脳はほど良い苦痛を感じ、ホルミシス効果が発動しやすくなります。**

最初のうちはとまどうかもしれませんが、アクションを実践するあいだに軽度の不安やイライラを感じられれば、それはエクスポージャーがうまくいった証拠です。安心してチャレンジを続けてください。

それぞれのアクションは、最初に感じたストレスが半分になるまでくり返すのが基本です。たとえば、「友人のパーティであいさつをする」というストレス度40%のアクションを実践したときは、あなたの主観でストレス度が20%まで下がったと感じられたらクリア。さらに上位のアクションに進みましょう。

同じように、アクションを実践した際に「退屈感」を覚えたときも上位レベルに進みます。**「退屈感」は脳が適切な負荷を受けていないサインです。**もしなんのストレスも感じられないなら、より難易度の高いアクションに挑んでください。

逆にストレスが大きすぎてアクションが達成できなかったら、今度は脳への負荷が高すぎるのかもしれません。そんなときは「難易度が5〜10%低いチャレンジはないだろうか？」と考えて、少しだけアクションのレベルを下げてみましょう。

**ステップ5：エクスポージャー日記**

あなたがどれだけ脳に刺激を与えられたかを判断するためには、エクスポージャーの進捗を目に見える形で残しておく必要があります。エクスポージャーを行ったら、必ず次の数字を記録してください。

- **エクスポージャーを行った日**
- **アクションを終えるのにかかった時間**
- **アクションを始める前のストレスレベルと、終わったあとのストレスレベル**
- **アクションを達成できなかった場合は、その理由をコメント欄に記入する**

もしここでエクスポージャーを達成できなかったとしても、気落ちする必要はありません。設定したアクションを実行に移した時点であなたの脳は確実に刺激を受け、ホルミシス効果が発動しているからです。

エクスポージャーにおける最大の要点は、あなたが**軽いストレスを感じるポジティブな行為に挑み続けること**。このポイントさえ外さなければ効果は得られます。

以上の作業をくり返し、最後はストレスレベルが100%のアクションを達成できればミッションはクリア。再びステップ1の「リスクメーター作成」にもどり、新たな「人生のリスク」を探しましょう。

**エクスポージャー日記(例)**

**実行したエクスポージャー：友人の前でプレゼンの練習**

| エクスポージャーを行った時間 | | | エクスポージャーで感じたストレス(0〜10点で採点) | | | 気づいたこと |
|---|---|---|---|---|---|---|
| 日付 | 開始時間 | 終了時間 | 序盤 | 中盤 | 終了時 | |
| 4月15日 | 10：15 | 11：15 | 2 | 8 | 4 | 緊張で話すことを忘れてしまった |
| 4月16日 | 14：00 | 15：00 | 2 | 8 | 3 | |
| 4月17日 | 17：30 | 18：30 | 1 | 9 | 4 | |
| 4月18日 | 17：30 | 18：30 | 1 | 5 | 2 | |
| 4月19日 | 10：00 | 11：00 | 0 | 4 | 1 | |
| 4月20日 | 18：00 | 19：00 | 0 | 3 | 1 | |
| 4月21日 | 10：15 | 11：15 | 0 | 2 | 5 | |

## エクスポージャー・オプション

スーパーエイジャー並みの若さを手に入れるには「エクスポージャー」を使うのが最適ですが、ほかにも効果的な手法が開発されています。オプションとしていくつか紹介しておきましょう。

メソッド 20

## ストレス体験と向き合う

人間なら誰もが人生で大きなストレス体験をしたことがあるはず。「仕事を失った」や「友人とけんか別れをした」など、つらい出来事で心に傷を負った経験を持つ人は少なくないでしょう。

このような体験から目を背けずに、あえて成長の糧に使うのが、ここで紹介する**「ストレス成長尺度」**です。コネチカット大学のチームが開発した心理テストの一種で、あなたが過去に味わったネガティブな体験を、できるだけ前向きにとらえ直すことを目的としています[66]。もしここ数年で忘れられないようなつらい体験をしているなら、試しに「ストレス成長尺度」に取り組んでみてください。

**ステップ1：ストレス体験の書き出し**

まずは「過去1年間で最もストレスのかかった出来事はなんだろう？」と考えて、その内容を簡単に書き出します。「仕事で大きなミスをした」や「彼女にふられた」のような、思わず脂汗がにじんでしまうような体験を選びましょう。

ただし、「虐待を受けた」や「犯罪被害に巻き込まれた」といったトラウマ級の出来事は脳への負荷が高すぎるので選ばないでください。あくまで日常レベルのネガティブ体験を採用しましょう。

**ステップ2：ストレス成長尺度の採点**

ステップ1で選んだ出来事について考えながら、次ページの50問を「0〜2点」の範囲で採点してください。

## ストレス成長尺度

**0点＝ まったく体験しなかった　1点＝いくらか体験した　2点＝ 何度も体験した**

| | |
|---|---|
| 1 | 自分を助けてくれる人と新たな関係が築けた。 |
| 2 | この世界についての新しい知識を得た。 |
| 3 | 自分が思っていたよりも強いことに気づいた。 |
| 4 | 他人を受け入れられるようになった。 |
| 5 | 自分には他の人に提供できることがたくさんあることに気づいた。 |
| 6 | 他人の気持ちや信念を尊重することを学んだ。 |
| 7 | 他人に優しくすることを学んだ。 |
| 8 | 自分の人生をどう生きたいかを考え直した。 |
| 9 | 自分が人生でより多くのことを成し遂げたいと思っていることに気づいた。 |
| 10 | 私の人生に関する意味と満足感が増えた。 |
| 11 | 物事をよりポジティブに見ることを学んだ。 |
| 12 | 自分の気持ちをよりうまく表現する方法を学んだ。 |
| 13 | すべてのことには理由があることを学んだ。 |
| 14 | 人生への畏敬の念が増した。 |
| 15 | 以前よりも同じ苦労に悩みにくくなった。 |
| 16 | 自分のしていることに、より責任を持つことを学んだ。 |
| 17 | 明日何が起こるかわからないので、今日のために生きることを学んだ。 |
| 18 | ほとんどのことを当たり前のこととは思わなくなった。 |
| 19 | 自分の人生への信頼が深まった。 |
| 20 | より自由に決断できるようになった。 |
| 21 | 自分の人生にも他の人に教えるだけの価値があることに気づいた。 |
| 22 | 人生の偶然がいろいろなことに作用していることを、よりよく理解できた。 |
| 23 | 困難な人生を歩んできた人たちの強さを理解できるようになった。 |
| 24 | 悪いことが起こっても、パニックになりにくくなった。 |
| 25 | 自分の行動の結果についてより考えることを学んだ。 |

（次ページへ続く）

| | |
|---|---|
| 26 | 物事に対してあまり怒らないことを学んだ。 |
| 27 | より楽観的な人間になることを学んだ。 |
| 28 | 人生により冷静にアプローチすることを学んだ。 |
| 29 | 自分の素の状態でいやすくなり、他の人が望む人生を生きないことを学んだ。 |
| 30 | 自分の人生が完璧ではないことを受け入れられるようになった。 |
| 31 | 人生をより真剣に生きることを学んだ。 |
| 32 | 人生の問題に取り組み、あきらめないことを学んだ。 |
| 33 | 人生により意味を見出すことを学んだ。 |
| 34 | 人生の目標を良い方向に変えた。 |
| 35 | 困った人を助けたい気持ちが増した。 |
| 36 | より自信に満ちた人間になった。 |
| 37 | 自分の健康を当たり前と思わないようになった。 |
| 38 | 他の人の話により注意深く耳を傾けることを学んだ。 |
| 39 | 新しい情報や考え方を受け入れることを学んだ。 |
| 40 | 何年も前に両親が言ったことや、アドバイスされたことの内容がよくわかった。 |
| 41 | 他人とより正直にコミュニケーションを取ることを学んだ。 |
| 42 | 不確実なことにうまく対処できるようになった。 |
| 43 | 自分が世界に何らかの影響を与えたいと思っていることに気づいた。 |
| 44 | 人に助けを求めてもいいことを学んだ。 |
| 45 | 自分をネガティブにさせていた出来事のほとんどは小さなことであり、それについて動揺する価値はないことに気づいた。 |
| 46 | 自分の権利や希望をしっかり主張することを学んだ。 |
| 47 | 他の人との関係が、以前よりも意味あるものになった。 |
| 48 | 自分の両親を、ただの人間として見ることができるようになった。 |
| 49 | 思った以上に、自分のことを気にかけてくれる人がいることを知った。 |
| 50 | 自分がより大きなグループの一員であるという共同体意識をより強く持てるようになった。 |

**採点**

採点が終わったら、すべての点数を合計して終了です。「この点数ならOK」といった基準はないものの、コネチカット大学の研究では、被験者の平均点は50・68ポイント前後に落ち着いています。この数値よりも大きければ「ストレスによって成長できている」と判断できるでしょう。

**ステップ3：ストレス成長尺度の点検**

**最後にテストの点を見直し、0点をつけた項目を改善する方法はないかを考えていきましょう。**

たとえば、過去に「仕事をクビになった」体験をしたのに他者との関係性が深まっていないと気づいた場合は、「退職時に相談した友人に感謝してみる」や「いまの心境を信頼できる人に聞いてもらう」といった介入が考えられるでしょう。

「人生への冷静なアプローチ」ができていないことに気づいたなら、「職を失うことになった明確な理由を分析して次に活かす」などの対策が考えられるでしょう。「これなら改善できそうだ」と直感で思える項目から手をつければ良いので、深く悩まずに自分の主観に従ってください。

メソッド 21
## ニューロビクスで脳を刺激する

**「ニューロビクス」**は、世界的な神経生物学者のローレンス・C・カッツが提唱する脳の刺激法です[67]。ニューロ（神経）とエアロビクス（ダンス形式の有酸素運動）を混ぜた名前からもわかるとおり、**脳に軽い負荷をかけてホルミシス効果の発動をうながす効果があります。**

といっても難しい手順はいらず、日々の暮らしに**〝ちょっとした不快感〟を導入するだけで良いのがポイント。**前述の「エクスポージャー」がちょっと面倒だという方は、肩慣らしとして「ニューロビクス」から手をつけてみるのもいいでしょう。具体的なテクニックをいくつかご紹介します。

メソッド 22

## 利き手でないほうの手を使う

ニューロビクスのひとつめは、**「利き手でないほうの手を使う」**です。右利きの方は、試しに歯磨き、食事、マウス操作などを左手で行ってみましょう。利き手以外の手を使うことで脳が育つ事実は、複数のデータが明らかにしており、ニューサウスウェールズ大学などの研究では、右利きの被験者に「左手でカップをつかんで紅茶を飲む」や「ドアを左手で開ける」などの行為を指示したところ、**2週間でセルフコントロール能力が改善しました**[68]。最初は難しいかもしれませんが、手軽な脳トレとして試してみてください。

メソッド 23

## 目を閉じて家事をする

シャワーを浴びるとき、髪を洗うとき、洗濯物を干すときなど、日常的な家事を目を閉じたままで行うトレーニングです。

私たちは日常のタスクを行う際に必要な情報の大半を視覚から得ており、聴覚、嗅覚、触覚などから得られるデータはすぐに捨て去ってしまいます。

しかし、家事を目を閉じて行うことにより**感覚がフルに活動を始め、脳が新しい神経経路を使い出す**のです。

メソッド

## 24 テクノロジーをオフにする

スマホやPCといったテクノロジーの使用頻度を意識して減らすトレーニングです。

ロンドンのタクシー運転手を対象にしたこのテストでは、彼らの記憶力をつかさどる脳のエリアが活性しやすいことが明らかになりました[69]。ロンドンでタクシーの免許を手にするには、2万種ものランドマークを記憶しなければならず、おかげで脳が適度な刺激を受けたからだと考えられます。

同じように、GPSをオフにして地図を読んだり、メモアプリを使わずに電話番号や買い物リストを覚えたり、ＳＮＳを止めて直に友人や家族とコミュニケーションを取ったりと、人間が生まれつき持つ能力をできるだけ活かすようにしましょう。

メソッド 25

## 逆さまチャレンジ

見慣れたものを逆さまに見ても、脳は普段と異なる刺激を受けやすくなります。

たとえば、時計を逆さに身につける、カレンダーを逆さまに吊るす、作業デスクの模様替えをしてメモ帳や資料などの左右を入れ替えるなど、思いつくものはすべて逆にしてみましょう。**いつもと異なる配置によって脳が軽い負荷を感じてくれます。**

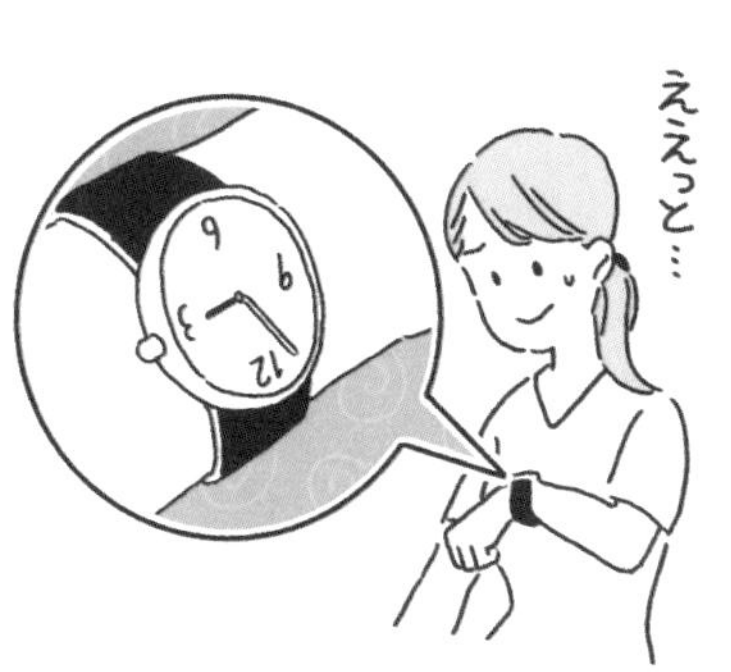


CHAPTER4 メンタル

メソッド 26

## 音読、聴読をする

MRIを使った研究により、音読または聴読を行うと、視覚だけで本を読むのとは異なる3つの脳領域が働き出すことがわかっています。私たちは情報入力の大半を視覚に頼り、その他の感覚をおざなりにしているからです。

本を読む際は、試しに文章を声に出しながら読むか、またはオーディオブックを活用してみてください。**普段と違う脳が働くだけでなく、内容も覚えやすくなります。**

メソッド 27

## 新しい通勤ルートの開拓

通常、多くの人は慣れたルートを無意識に通勤しており、脳はほとんど刺激を受けていません。しかし、ここで普段とは異なる路線の電車を使ったり、バス通勤の人が徒歩や自転車を使ってみたりと、**いつもとは異なる通勤手段やルートを選ぶだけでも、大脳皮質や海馬を刺激できます。**

メソッド 28

## 10個ゲーム

「10個ゲーム」は心理実験で**創造性の改善にも使われる有名なテクニック**です。

❶ 任意の物体を適当に選びます。ペン、メガネ、クリップ、ハサミ、ジップロック[*]など、どんなものでも構いません。

❷ 選び終わったら、「この物体の新しい使いみちは？」と考えて、最低でも10個は挙げるようにします。たとえば、ジップロックを選んだ場合は、「文房具入れに使う」「洗濯のつけおき洗いに使う」など、できるだけ斬新な使い方をひねり出しましょう。

頭の中だけで手軽に脳へ負荷をかけられるので、すきま時間などに行ってみてください。

＊ジップロックは、旭化成ホームプロダクツ㈱他の登録商標です。

PART 3

# 実践編 ▼ 正しく癒える

怠け者ほど
休息を楽しむ術を知らない

——ジョン・ラボック(イギリスの銀行家、政治家、生物学者、考古学者)

自分に適度な苦痛を与える手法を押さえたら、次は「回復」に移りましょう。ダメージを受けた心と体を休め、以前よりも全身を若返らせるためのフェーズです。

このパートでは大きく４つのグループに分けて、「正しく癒える」ためのテクニックを考えていきましょう。

**技法１ ▸ クオリティ・ダイエット**
カロリーの量ではなく質にこだわる食事法

**技法２ ▸ マルチプル・レスト**
身体や認知までさまざまな方向から肉体を休める休息法

**技法３ ▸ 世界標準メンテナンス**
世界の一流機関が合意するシンプルな美肌法

**技法４ ▸ デプログラミング**
ネガティブイメージを覆して、正しく“勘違い”する

これらの技法もまた、**過去の膨大な栄養学と心理学の研究から、信頼性が高いものだけを選び抜いたものです。**PART2と同じく少しずつ難易度が高くなるようにデザインしたので、ゲームをクリアするかのように、自分のアンチエイジングレベルが上がっていく感覚を楽しみながら取り組んでください。

# 栄養素
## ——若返る食事、老ける食事を知る

### 技法 1
# クオリティ・ダイエット

メンタル改善。快眠。免疫力。肥満防止

正しい食事はアンチエイジングの最重要ポイントです。詳しくは後述しますが、適切な栄養を日々補給しなければ身体機能はまともに働かず、やがて筋肉と肌が衰えていきます。

といっても、現代で「正しい食事法」を選ぶのは難しい作業でしょう。低糖質、ヴィーガン（肉・魚・卵・乳製品などの動物性食品を食べないこと）、マクロビ（玄米、全粒粉を主食とし、おもに豆類、野菜、海草類、塩から組み立てられた食事）、ローフード（加工されていない生の食材を用いた食品、あるいは食材を極力生で摂取する食生活）など、世にはさまざまな食事法が存在し、それぞれが科学的な根拠をもとに「我こそはベストな健康食だ」と主張し合っているからです。

が、**アンチエイジングという観点から見れば、実は正しい食事法選びに悩む必要はありません。**低糖質、ベジタリアン、肉食ダイエットといった異なる食事法を支持する学者や専門家たちのあいだでも、ほぼ全員が等しく賛成する〝唯一のポイント〟が存在するからです。そのポイントをひと言でまとめると、こうなります。

**・カロリーの質を高めよ**

**カロリーの量ではなくクオリティにこだわる食事法のことを「クオリティ・ダイエット」と言います。**「質」の定義に関しては後述しますが、ここ十数年の研究により、ハーバードやイェールといった一流機関が、食事の最重要ポイントとみなし始めた考え方です[1]。

イェール大学予防医療研究センターが発表した、「もっとも健康に良い食事法は決められるか？（Can We Say What Diet Is Best for Health?）」というタイトルのレビュー論文を見てみましょう[2]。チームはアンチエイジングと食事に関する先行研究から質の高いデータ167件を集め、低糖質ダイエット、低脂肪ダイエット、ベジタリアン、バランス食、グルテンフリー（グルテンをふくむ食品、すなわち小麦を原料とする食品の摂取を制限する食事法）といった定番の健康食の効果をチェック。すべてを精査したうえで、こう結論づけました。

「いずれの食事法もそれぞれ明確な違いを強調するが、科学的な証拠をベースに考えると、どの手法もベースは重なり合っている。**本当に重要なのは〝カロリーの質〟だ。質の高い食事こそが、唯一にして最高の食事法だ**と言える」

糖質や飽和脂肪が肥満の元凶と言われたり、グルテンが体調不良の悪玉にされたりと、健康食の世界ではひとつの成分だけがやり玉にあがりがちです。逆もまたしかりで、糖質さえ減らせばあらゆる不調が治るかのように言われたり、ココナッツオイルが魔法の薬も同然の扱いをされたりと、特定の手法が過度に持ち上げられるのも見慣れた光景でしょう。

しかし、データを丹念に見ていけば、こういった考え方が誤りなのは自明な話。絶対的に体に良い食品や栄養素など存在するはずもなく、完全に間違った食事法もありません。

たとえば、ハーバード大学が20年にわたって12万人以上を調べた研究では、体重の変化は〃カロリーの質〃ともっとも強く相関し、**「食事を減らして運動量を増やす」といったダイエット指導は単純すぎて意味がないと指摘**[3]。同じくハーバードが811人を2年間追跡したテストでも、低糖質や低脂肪などを気にしてもダイエットや体質改善に与える影響は少なく、最終的な違いをもたらすのは、〃カロリーの質〃だと結論づけました[4]。

細かな点ではまだ議論もありますが、いまのところ大筋で〃カロリーの質〃に反対する専門家はほぼいません。世に出まわるすべての食事法は、いずれも〃カロリーの質〃という一点を押さえているからこそ意味があるのです。

## 若返る食事の最大ポイント〃カロリーの質〃とは？

それでは、〃カロリーの質〃とは、具体的にどのような食事法を意味するのか？ 先の研究をまとめると、〃カロリーの質〃が高い食品には、大きく4つの共通点があります。

・**満足度**：どれだけすばやく満腹感を与えてくれるか
・**栄養価**：総カロリーのうち、どれだけ豊富にビタミンやミネラル、必須脂肪酸、必須アミノ酸がふくまれているか
・**吸収率**：摂取したカロリーが、どれだけのスピードで体脂肪に変わるか
・**効率性**：摂取カロリーのうち、どれだけの量が体脂肪に変わるか

できるだけ1食あたりの満足度と栄養価が高く、それでいて体脂肪になりにくい食品ほど「高品質」だというわけです。この基準に沿って考えると、カロリーの質が高い食品のランキングは、おおよそ次ページのようになります。

このランキングを見て、「当然ではないか？」と思われた方もいるでしょう。**「カロリーの質が高い食事」とは、せんじつめれば加工食品を減らし、野菜をたくさん食べ、上等な肉と魚を厳選した食事に他なりません。**ジャンクフードの悪影響や野菜のメリットは、過去に何度も言われてきたことであり、あらためて主張するほどのことではないと感じるの

## カロリーの質が高い食品のランキング

| | |
|---|---|
| 1位 | 低糖質な野菜：ほうれん草、ブロッコリー、キャベツといった緑系の野菜は、カロリーの質がトップの食品群です。食物繊維のおかげで満腹感を得やすく、総カロリーあたりの栄養も豊富で、「4つの基準」をすべて満たしています。 |
| 2位 | 肉・魚・卵：肉類のタンパク質には満腹感を高める働きがあり、同時に必須脂肪やビタミンも得られます。緑系の野菜に比べると総カロリーあたりの満足度が低く、育成環境によって品質の差が大きいのがやや難点です。 |
| 3位 | フルーツ・高糖質な野菜：サツマイモやカボチャのように糖質が多い野菜やフルーツはポリフェノールが豊富で満腹度も問題ありませんが、糖質が多いぶんだけ総カロリーあたりの栄養価は下がってしまいます。 |
| 4位 | 乳製品：タンパク質やビタミンが多いというメリットはあるものの、総カロリーに対して糖質と脂肪が多いため、栄養価と満足度の面で評価が下がります。 |
| 5位 | 油・脂肪：1gあたりのカロリーが多いので満足度が低く、体脂肪にも変わりやすいのが難点。ただし、必須脂肪酸がないと体が機能しないので、絶対に摂取する必要があります。 |
| 6位 | 穀類全般：基本的にほぼ糖質なので、カロリーあたりの栄養価はどうしても低くなります。 |
| 7位 | 加工食品・精製糖：カロリーが多いのに栄養はなく、そのせいで満腹感が得られにくい傾向があります。 |

が普通です。

が、神は細部に宿ります。いかに良質の油を選ぶのか？　いかに食材の質を落とさずに調理するか？　いかに肉や魚の有害物質を避けるか？　**真にカロリーの質が高い食事とは、こういった細かなポイントの改善によって成り立つものです。**一見して常識のようなアドバイスでも、そこに小さな工夫と改善の積み重ねがなければ、全体として機能しません。果たして、カロリーの質が高い食事を実践するにはどうすべきか？　ポイントをレベル順に見ていきましょう。

## レベル  クオリティのちょい足し

いままでカロリーの質を気にしたことがない人は、まずは「クオリティのちょい足し」から手をつけてみてください。これは、いつもの食事を細かく改善し、全体のカロリーの質を底上げする手法のことです。

**白いパンのサンドイッチを全粒粉パンに変える、砂糖入りの缶ジュースを無糖のお茶や**

## 一般的な食事（左）と カロリーの質を改善した食事（右）の比較

| 1カップ＝約250mℓ | 一般的な西洋食 | カロリーの質改善グループ |
| --- | --- | --- |
| パン・米 | パンは9スライス<br>米は4.5カップ | 全粒粉パンは7スライス<br>米は3.5カップ |
| 砂糖・果糖 | 31gまで | 16gまで |
| 野菜 | 4カップ | 5カップ |
| フルーツ | 4カップ | 6カップ |
| 乳製品 | 2カップ | ヨーグルトやチーズなどの<br>発酵食品を3カップ |
| 肉類 | 240g | 240g |
| ナッツ類 | 28g | 56g |
| 油 | 42g | オリーブオイルを<br>中心に42g |

**コーヒーにする、ベーコンやソーセージなどの加工肉を避けて鶏むね肉や牛肉などの自然に近い素材を使ったものを選ぶ。**このように、日常的な食事の質を「ちょい足し」するだけでも、大きなメリットを得られます。

カーシャン医科大学の研究を見てみましょう[5]。肥満に悩む女性60人を対象にした試験で、チームは全員を2つのグループに分けて、「一般的な西洋食」か「カロリーの質を少し改善した食事」のいずれかを続けるように指示しました。

具体的なメニューの違いは前ページの表のとおりで、野菜とフルーツを少し増やしたり、砂糖類を軽く減らしただけで、そこまで極端に食生活を変えたわけではありません（1カップ＝約250㎖）。それにもかかわらず、12週間後の変化は興味深いものでした。

ＢＭＩや体重の変化には違いはなかったものの、**「クオリティのちょい足し」を行ったグループはインスリン抵抗性が30％改善し、一酸化窒素量は19％増加、さらに体内の炎症を示すＭＤＡが19％も減ったのです**（一般食グループは、それぞれ-3％、2％、-8％の変化）。

ほんの少しの改善でここまで体内の老化を表す指標が変わるのだから、「ちょい足し」といえどその効果はあなどれません。

メソッド 29

## 野菜を増やして、精製糖を減らす

「クオリティのちょい足し」を実践するときは、**まず野菜の増量と精製糖の削減から着手してください**。いつもの食事に、片手に乗るぐらいの野菜かフルーツを足し、米は玄米に代えるか1食分を完全に減らすのが目安です（パンやパスタの場合は全粒粉に変更）。

砂糖や果糖ぶどう糖液糖が入った飲料が好きな人は、無糖のお茶かコーヒーに代えましょう。甘味が欲しいときは、人工甘味料を使ったダイエット飲料を飲んでも構いません。

人工甘味料と聞くと、人体への悪影響が気になってしまうかもしれませんが、大規模なメタ分析ではこれといった問題は確認されていません[6]。人工甘味料を手放しですすめるわけではないものの**「クオリティのちょい足し」は、まず砂糖や果糖ぶどう糖液糖の削減を優先してください。**このような食生活を12週間続けられれば、レベル1はクリアです。

## レベル 2 「地中海食」をとり入れる

地中海食は1960年代にギリシャやイタリアなどで食材や料理を模した食事法のことで、ここ10数年で、アンチエイジング効果が広く知られるようになってきました。

もっとも信頼性が高いのはマギル大学のメタ分析で、998件のデータを精査したうえで地中海食は低脂肪食や糖質制限より体重減少の効果が大きく、コレステロール値も改善しやすいとの結果が得られています［7］。研究の質はやや落ちるものの、その他にも**メンタルの改善や睡眠の質の向上**［8］、**腸内環境の改善と病気リスクの低下などが報告されており**［9］、**数ある健康食のなかでも検証データの数はトップクラス**。アンチエイジングに効く食事法としては、現時点でもっとも頼りになる手法と言えるでしょう。

地中海式ダイエットが体に良い理由は多々ありますが、**多くの研究者は「手軽にカロリーの質を上げられる」という点を重視しています**。糖質制限、低脂肪食、ベジタリアンなどと比べて食べてはいけない食材が少ないため、他の食事法より実践しやすいからです。

メソッド 30

## 新鮮な野菜や魚介類を積極的に摂取する

「地中海食」では、新鮮な野菜や魚介類を積極的に摂取するのが特徴です。実践するには、「〝地中海食〟採点表」を使うのが一番手軽でしょう。**臨床研究で使われる尺度を筆者が日本人向けに手を加えたもので、あなたのいまの食事がどれぐらい地中海式に近いかを判断できます**［10］。まずは左表の11問に答えてみてください。

## 「地中海食」採点表

| | 項目 | 点数 |
|---|---|---|
| ❶ | 毎日、両手いっぱいに乗る量よりも多い野菜・海藻・キノコ類を食べる | +1 |
| ❷ | 毎日、片手に乗る量より多いフルーツを食べる | +1 |
| ❸ | 全粒粉のパンまたはパスタ、玄米をほぼ毎日食べる（週5回以上、1食分の目安は片手に乗るぐらい） | +1 |
| ❹ | 少なくとも週2〜3回は魚を食べる（1食分の目安はにぎりこぶしひとつぐらい） | +1 |
| ❺ | ナッツをよく食べる（少なくとも週2〜3回、1食分の目安は手のひらに軽く乗るぐらい） | +1 |
| ❻ | 家庭の料理ではオリーブオイルをメインに使う | +1 |
| ❼ | 牛肉または加工肉の摂取量は、週ににぎりこぶし2つまでかそれ以下に抑える | +1 |
| ❽ | 豆類を週に1回以上食べる | +1 |
| ❾ | 毎日、少量のヨーグルト（100g程度）かチーズ（40g程度）を食べる | +1 |
| ❿ | 週に1回以上は外食かファストフード店に行く | −1 |
| ⓫ | 毎日、お菓子かインスタント食品を数回は食べる | −1 |

合計　　　　点

**各項目の点数を足し合わせます。最終スコアの判断は以下のようになります。**

|  |  |
|---|---|
| スコア 0〜3点 | あなたの食生活における"カロリーの質"は平均よりだいぶ下です。野菜か魚を増やすところから始めましょう。 |
| スコア 4〜5点 | あなたの食生活における"カロリーの質"は平均的です。さらに食物繊維と良質なタンパク質の摂取量を増やすよう意識してください。 |
| スコア 6〜7点 | あなたの食生活における"カロリーの質"は平均よりも高めです。全体の点数を上げてさらに上を目指しましょう。 |
| スコア 8〜9点 | "カロリーの質"が高い食生活を実践できています。健康な食事にこだわりすぎて、逆にストレスをため込まないよう注意してください。 |

スコアが低かった人は、まずは総合点を6～7点に上げる食生活を目指しましょう。この点数の食事を4～8週間も続ければ、着実に身体は若返っていくはずです。

ただし「〝地中海食〟採点表」を使う際は、次のポイントに注意してください。

**❶地中海食を「完璧な食事」だと思わない**

**❷「絶対的に体に悪い食品」を想定しない**

ひとつめは、地中海式ダイエットを最高の食事法だとは思ってはいけないという点。データの裏づけが多い手法なのは確実ですが、細かい点では異論も見られるからです。

たとえば、地中海食で推奨される全粒粉には、2017年のメタ分析で「心疾患リスクを下げるメリットは確認されなかった」と報告されており、アンチエイジング効果に疑問符がつきました[11]。

同じく、地中海食では赤ワインの効能がうたわれますが、近年の大規模研究では「アルコールはほんの少しでも体に良くない」との見解が主流になりつつあります[12、13]。このあたりはまだ議論が分かれるところであり、「完璧な食事」を追い求めても答えは出ません。**完璧にこだわりすぎてストレスをためないように、ゆるく続けていくように心がけてください。**

ふたつめの注意は、特定の食品を悪玉にしてはいけないという点です。くり返しになりますが、世の中に絶対的に悪い食べ物は存在せず、**ジャンクフードだろうが、食べてすぐ体の老化につながるわけではありません。**これらの食品を必要以上に怖がると、仕事の会食や友人とのつき合いに参加できなくなり、生活の質が下がりかねません。

長い人生では、唐揚げやファストフードを食べたほうが人生を楽しめる場面もあります。全体の食事の10%程度は、地中海食から外れる余地を残しておきましょう。

## レベル3 炭水化物を極める

地中海食に慣れてきたら、さらに細かく〝カロリーの質〟を上げるポイントを押さえましょう。**炭水化物、タンパク質、脂質の三大栄養素ごとに、それぞれの質を高めるための**

**要点を個別に見ていきます。**

最初にチェックするのは炭水化物です。言わずもがな、炭水化物は人間にとって重要なエネルギー源であり、本チャプターで述べるようにできるだけ質が高い食材を選ばないと老化が進む原因になってしまいます。語るべきポイントは山ほどありますが、ここではアンチエイジングに役立つ要点だけを厳選して見ていきましょう。

メソッド 31

## 「生で食べられる野菜」「緑が濃い野菜」はカロリーの質が高い

155ページでも述べたとおり、質の高い食材のトップは**「低糖質な野菜」**です。そのため、炭水化物のおもな摂取源も「低糖質な野菜」を選ぶのが基本になります。

カロリーの質が高い野菜を選ぶ際は、ざっくり2つの基準で判断してください。

**❶生でも食べられるかどうか?**

**❷緑色が濃いかどうか?**

キャベツ、レタス、ケールなど、そのまま口にできる野菜はカロリーの質が高く、ジャガイモ、コーン、ゴボウ、サツマイモ、カボチャ、穀類、豆類のように生で食べづらい野菜は1食分あたりのビタミンやミネラルが少ない傾向があります。例外もありますが、基本的には「生で食べられる野菜はカロリーの質が高い」と覚えておくのが便利でしょう。

同様に、**ほうれん草、ブロッコリー、モロヘイヤ、ケール、明日葉（あしたば）などの緑色が濃い野菜もカロリーの質が高い傾向があります。**この基準に照らせば、ほうれん草とレタスを比べた場合は、前者のほうが優良な食材だと判断できるでしょう。合わせて野菜選びの参考にしてください。

メソッド 32

## フルーツは、ベリー類、シトラス系のものをとる

フルーツも優秀な炭水化物の摂取源のひとつ。カロリーの質が高いフルーツを選ぶ基準も大きく2つで、

**❶カロリーあたりの糖質量が少ない**

**❷自然の状態に近ければ近いほど良い**

といった条件を満たすものほど高品質と考えられます。この観点から見ると、**ベリー類（ブルーベリーやイチゴなど）およびシトラス系（ミカンやグレープフルーツなど）の2つが、カロリーの質が高いフルーツの代表例**と言えるでしょう。どちらもビタミンとフィトケミカルが豊富なので、積極的に取り入れてください。

メソッド 33

## 野菜とフルーツの食べる量の目安

カロリーの質が高い野菜とフルーツは、次の摂取量を目指しましょう。

**・低糖質な野菜：1日に10皿分を目指す**

### ・フルーツまたは糖質の多い野菜：1日に1～3皿分を目指す

「1皿分」の量は、次ページを参照してください。10皿分というと多すぎるような印象があるかもしれませんが、野菜の健康メリットを限界まで得るには、実はこれぐらい大量に食べねばなりません。

2017年にハーバード大学やロンドン大学が行ったメタ分析では、欧米やアジアから集めた約200万人分のデータをまとめたうえで、「野菜の摂取量を1日に200g増やすごとに全死亡率は10％減り、その効果は1日10皿分（約800g）に達するまで得られる」と報告しています[14]。

つまり、**野菜の効果は1日10皿分で最大化するわけです**。慣れないうちは1日に最低5皿分からはじめて、少しずつ1日10皿を目指して増やしてみてください。もちろん、余裕があればさらに低糖質な野菜の摂取量を増やしても問題はありません。

## 野菜とフルーツの「1皿分」の目安

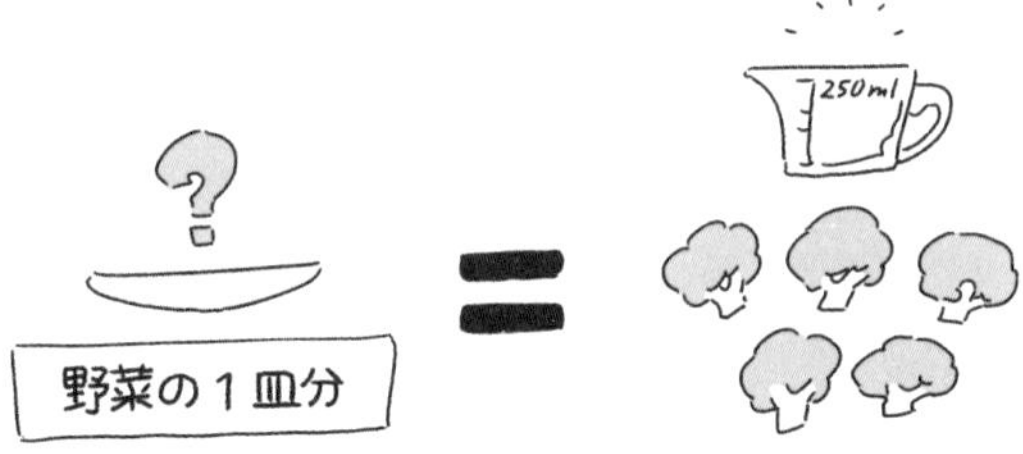


野菜の「1皿分」は、おおよそ250㎖の計量カップにおさまるぐらいの量です。ブロッコリーなら小房が5個、セロリなら5本ぐらいが1皿の目安

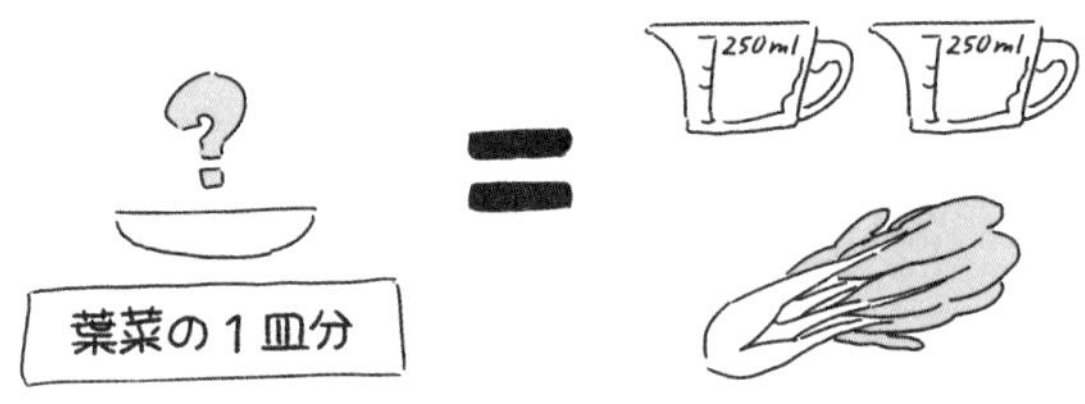


他方で、ほうれん草や小松菜のような葉菜は体積が大きいので、生で食べる場合は250㎖の計量カップ2〜3個分が1皿にあたります。葉菜を茹でてサイズが小さくなったときは、計量カップの半分を1皿と考えてください。

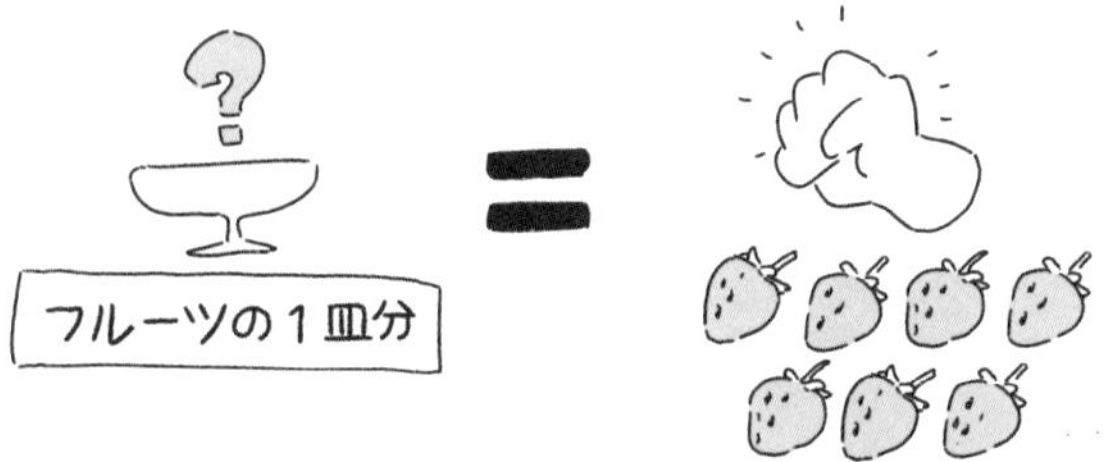


フルーツの1皿は「にぎりこぶし1個」です。オレンジ1個、イチゴ7粒、グレープフルーツ半分、ブルーベリー100gなどが、それぞれ1皿分にあたります。

メソッド 34

# 「野菜は、生で食べるべきか？調理すべきか？」悩まない

「野菜は生のままのほうが体にいいの？」といった悩みをよく耳にします。「野菜を調理するとビタミンやポリフェノールの量が減ってしまう」と主張する人がいれば、他方では「熱を加えたほうが栄養の吸収率が上がる」といった意見もあり、困ってしまう人も多いでしょう。

結論から言ってしまえば、これは悩んでも意味がない問題と言えます。なぜなら、調理による食材の反応は複雑すぎて、すべての栄養を活かした食べ方などあり得ないからです。いくつか例を挙げましょう。

- **トマトに豊富なビタミンCは水と熱によって簡単に失われるが、リコピンという抗酸化物質は加熱で増加する**［15］
- **ブロッコリーの抗酸化成分であるスルフォラファンは熱で壊れるが、インドールのよう**

CHAPTER5 栄養素

**な抗がん物質は加熱で生成される**［16］

・**生野菜の食物繊維のほうが腸内細菌が増えやすい。一方、加熱された食物繊維は善玉菌と悪玉菌のバランスを整える働きを持つ**［17］

似たような事例は枚挙にいとまがなく、あちらを立てればこちらが立たずな状況です。「生か調理か」の二択で悩んでも答えは出ないので、**いまのところは2つの食べ方をバランスよく行うのがベスト**。朝や昼に生野菜を食べたら、夕飯は蒸し野菜を口にしてみるぐらいの感覚で構いません。

メソッド 35

## オーガニック野菜にこだわる必要はない

調理法と並んで悩ましいのが、「オーガニックを選ぶべきか？」という問題です。農薬を使わず育った野菜と聞けば、いかにも体に良さそうなイメージがありますが、ことはそう簡単ではありません。精度の高いデータを見る限り、「オーガニックが本当に体に良いかどうかは判断できない」としか言いようがないからです。

スタンフォード大学が240件のデータを精査したメタ分析では、オーガニックと通常の方法で育てた野菜のあいだには目立った差が見られず、栄養価や農薬の残留レベルなども微妙な違いしか確認されませんでした[18]。これはオーガニック研究のなかでは最大規模のデータであり、かなり信頼度の高い内容です。

しかし、一方でニューカッスル大学などが343件を調べたメタ分析では、オーガニック野菜のほうが抗酸化物質が多く、カドミウムなどの重金属の量が少ないと結論しています[19]。スタンフォードとは異なる見解を示した事例も少なくないのです。

それもそのはずで、植物の育成は土壌や気候によって大きく左右され、いかにオーガニックだろうが、重金属を多くふくんだ土地で育てられた場合は、普通に育てた野菜のほうが質は良い可能性は十分にあります。結論に食い違いが出るのも当然でしょう。

以上のデータをふまえ、**筆者は「金銭的に無理のないほうを選べば良い」と判断しています**。総合的に見ればオーガニック野菜の優位性はそこまで高くないため、台所事情を圧迫してまで選ぶ必要はないでしょう。あくまで予算と相談しつつ、家計が厳しいようなら通常の野菜を選んでも問題はありません。

メソッド 36

# 超加工食品は、総カロリーの10％以下に抑える

「超加工食品」は、近ごろ栄養学の世界でよく扱われるようになったテーマのひとつです。原材料を加工しすぎて原形をとどめていない食品を意味し、成分表に難しいカタカナが並ぶ**レトルト食品やスナック菓子、エナジードリンクが代表的な例です**。これらの食品を健康的だと思う人は少ないでしょうが、近年その悪影響がより強調されるようになりました。

たとえば、約4万5千人を7年追いかけたフランスの観察研究では、超加工食品の摂取カロリーが10％増すごとに早死にのリスクが14％も上がり、摂取カロリーが30％を超えた場合は癌リスクが21％上がると報告しています[20]。「10％増加」を具体的な食品に直すと、果糖ぶどう糖液糖や砂糖が入った350mℓジュース缶の半分、小さいドーナツ1個、キャンディ18個分です。特にお菓子好きでない人でも、簡単に超えてしまうレベルではないでしょうか。

もちろん、**これは超加工食品を毎日食べ続けた場合の数値なので、たまにお菓子やジュ**

**ースを口にするぐらいなら問題ありません。**しかし、「超加工食品」が体に悪いのは確実なので、「甘いお菓子やスナック菓子は総カロリーの10%以下に抑える」という基準を守っておくのがおすすめです[21]。

レベル

## 肉と魚を正しく食べる

炭水化物の次は、タンパク質です。**細胞やDNAの修復に欠かせない栄養素であり、当然ながらアンチエイジングには必須。**できるだけカロリーの質が高い食材を選んでいきたいものです。こちらも優れたものを厳選して見ていきましょう。

メソッド 37

### カロリーの質が高いタンパク源を選ぶ

まずは食材の選び方から。カロリーの質が高いタンパク源には、次の特徴があります。

**❶カロリーあたりのタンパク質、およびビタミンやミネラルが多い**
**❷「プロトックス」を起こす量が少ない**

ひとつめのポイントは言うまでもありません。100kcalにつき20gと10gのタンパク質をふくむ食品があれば、当然ながら前者のほうが優秀だと判断できます。

ふたつめの「プロトックス」は耳慣れない人も多いでしょう。これは「酸化したタンパク質」を意味する用語で、関節炎やアルツハイマーなどの発症に中心的な役割を果たしています[22]。鉄がサビるのと同じように**タンパク質も酸素で劣化し、そのせいで人体に悪影響をおよぼすのです。**

プロトックスの原因はさまざまで、たとえばブロイラーのような劣悪な環境で育ったニワトリはストレスで体内が酸化しやすく、加工のプロセスで大きな熱を加えたり、酸素や光に触れやすい場所で肉を保存したときにも劣化は起きます。この問題を完全に防ぐのは不可能ですが、口にするタンパク質のせいで肉体を老化させないためには、必ず念頭に置くべきポイントです。

これらの観点から、カロリーの質が高いタンパク源は次ページの順番になります。

## カロリーの質が高いタンパク源のランキング

| | |
|---|---|
| 1位 | 卵白：タンパク質量が90％と多く、脂質や鉄分がふくまれておらず、普段は卵の殻に守られているおかげで酸化が起きにくい優良食材です。 |
| 2位 | 鶏むね肉（皮なし）：タンパク質量80％。牛や豚などと比べるとヘム鉄と脂質が少ないため、酸化しづらい性質があります。ただし、一部の鶏肉は生育の段階で抗生物質が多用されていることが多いのが難点で、アレルギー体質の方などは抗生物質フリーの商品を選ぶように気をつけましょう。 |
| 3位 | 魚介類：タンパク質量には50〜94％のバラつきがあり、魚介にふくまれるオメガ3脂肪酸はとても酸化ダメージを受けやすい成分です。タンパク源として魚介を選ぶときは、カワハギ、タラ、カジキ、キス、シーチキンの水煮のような、できるだけ脂質が少ない魚を選ぶといいでしょう。もっとも、後述するようにオメガ3脂肪酸そのものは体内の炎症を抑えてくれる優秀な成分なので、サバやカツオのような脂質が多い魚でも、新鮮に食べられる限りは積極的に摂取してください。 |
| 4位 | カッテージチーズ：タンパク質量60〜80％。脂質と鉄分が少ないためそれほど酸化は起きませんが、製造の過程で高温殺菌された場合は、スーパーの棚に並んだ時点である程度の酸化が進んでいる可能性があります。できるだけ低温で加工されたものを選びましょう。 |
| 5位 | 牛肉・豚肉・羊肉：タンパク質量は50〜75％で、鉄分のほかにもミオグロビンという酸化を促進する物質を多くふくみます。これらの肉は脂身が多いものほど酸化が進みやすいため、できるだけ低脂肪なものを摂取するよう心がけてください。 |

ここで挙げた1〜3位までのタンパク源をメインの食材にするのがおすすめです。決して牛や豚が悪いわけではないものの、たまの楽しみぐらいにしておくのが無難でしょう。

メソッド
## 38 タンパク質のベストな摂取量を知る

カロリーの質が高いタンパク源を選んだら、次は「1日にどれだけの肉や魚を食べるべきか？」を考えましょう。

先に結論を言ってしまうと、**「毎食ごとに、にぎりこぶし1・5〜2つ分サイズの良質なタンパク源を食べる」と意識するだけでも構いません。**

その根拠を見てみましょう。まずは世界の政府機関が公表するガイドラインを見てみると、「1日に体重(kg)×0・8のタンパク質を取れば健康維持に必要な最低ラインを満たすことができる」といった基準を推奨するケースが多く、日本の厚労省も近い指針を出しています。体重が60kgの人なら、鶏むね肉を1日200gぐらい食べるイメージです。

ところが、ここ数年の調査により、従来のタンパク質の推奨量が間違っていた可能性が出てきたのをご存じでしょうか？　物言いをつけたのはトロント大学で、チームは「指標アミノ酸酸化法」という最新の調査法を使い、人体が本当に必要とするタンパク量をあらためて計算しました[23]。なぜなら、古くから使われてきた「窒素出納法」という計測法は、以前から「必要なタンパク量が低く出やすいのでは？」との疑いがあったからです。

果たして結果は予想どおりで、世界中で推奨されるガイドラインは、実際に必要なタンパク質量に比べて30〜50％少ないことがわかりました。新たな計測値では、体重1kgあたり1・5〜2・2gのタンパク質を取るべきだというのです。

無論ひとつの事例だけを参照するのは危険ですが、近年は似たようなデータが多く、49の先行研究を精査した2018年のメタ分析では、**体をよく動かす人に最適なタンパク質量は体重1kgあたり1日1・62gだと結論づけています**[24]。体重が60kgの人なら、1日に約97gが必要な計算です。

すべてのデータを考慮して、現時点では、タンパク質の摂取は「体重1kgあたり1・5〜2・2g」を目指すといいでしょう。計算が面倒なら、冒頭で述べた「毎食ごとに、にぎりこぶし1・5〜2つ分サイズの良質なタンパク源を食べる」でも構いません。おおまかな目安としては十分に使えます。

メソッド 39

# タンパク源はハーブやスパイスとセットで食べる

174ページで触れた**プロトックスを防ぐ手段として、ハーブやスパイスを使うという方法もあります。**

ある実験では、バーガーのパテにいろいろなスパイスを振って経過を観察したところ、スパイスを使わなかった肉は8日めぐらいから急激に酸化が進んだのに対し、スパイスを使った場合は12日めにもほぼ同じレベルを保っていました[25]。保存期間が長くなればなるほど、スパイスのメリットは大きいようです。

研究で実際に使われたハーブとスパイスを下にまとめましたので、肉や魚を食べる際に好きなものを使ってください[26]。

**プロトックス(タンパク質の酸化)を防いでくれるハーブとスパイス**

| | | |
|---|---|---|
| ローズヒップ | オニオンパウダー | ガーリック |
| クローブ | シナモン | オレガノ |
| ローズマリー | ジンジャー | ブラックペッパー |
| バジル | ミント系全般 | ターメリック |

メソッド 40

# タンパク源はマリネで食べる

ハーブやスパイスと並んで、マリネも「プロトックス対策」に使えます。マリネといえば通常は素材の風味づけや食感を柔らかくするために使いますが、実はアンチエイジングにも効果は絶大。牛肉を1時間ほどマリネ液に漬け込むと、それだけで**AGEsの量が50%も減ることがわかっています**[27]。AGEsとは、糖やアミノ酸が酸化してできる物質で、体内で炎症を起こす作用が大きいため、AGEsが溜まると糖尿病のリスクが上がったり、骨や血管がもろくなったりといった問題を起こします。マリネ液がAGEsに効くのは、タンパク質を適度に分解し、糖を酸化しづらい状態に変えてくれるからです。お酢、レモン汁、白ワインビネガー、トマトジュースなど、酸性の液体なら何を使っても構いません。

さらに、マリネにはもうひとつ、高温で調理した肉に発生する「ヘテロサイクリックアミン（HCA）」という発がん性の物質を減らす効果もあります。ある実験では、**酸性の液体にひたした肉からはHCAが9割以上も減っており、こちらも注目すべきポイントでし**

よう[28]。

メソッド 41

## 肉と野菜はつねにセットで食べる

**一部の野菜とフルーツにふくまれる色素は、プロトックスと発がん性物質を減らしてくれることがわかっています。**加熱した肉を食べるときは、できるだけ大量の野菜かフルーツと組み合わせましょう。なかでも効果が高い野菜とフルーツは、下の表のようになります[29]。

カロリーの質が高い野菜とフルーツは、タンパク源のダメージ対策にも効く、と覚えておくといいでしょう。

**プロトックスと発がん性物質を減らしてくれる効果が高い野菜とフルーツ**

| ブロッコリーやキャベツなどのアブラナ科野菜全般 | |
|---|---|
| ほうれん草 | パセリ |
| ブルーベリー | ブドウ |
| リンゴ | キウイ |
| スイカ | チェリー |

メソッド 42

# 肉や魚の高温調理は避ける

カロリーの質が高い肉や魚を食べるにあたり、もっとも気にして欲しいのが「高温調理」の問題です。**タンパク質の酸化は60度以上の熱を加えたところから始まり、200度を超えるとHCAやPAHsといった発がん性物質が激増するからです**[30]。

バーベキューや揚げ物といった調理法は、アンチエイジングの観点からすれば残念ながらNG。月に2〜3回の楽しみぐらいにしておくのがいいでしょう。

また、肉を調理する際は次のポイントに注意してください。

- **できるだけ脂肪が少ない肉を選ぶ**：肉の脂には、発がん性物質のPAHsが出やすい性質があります。赤身の多い肉を選ぶか、調理前に脂身はできるだけ取り除いてください。
- **焼く前に細かく切る**：加熱の時間が長くなるほどタンパク質は酸化を起こします。事前に肉を細かく切っておき、調理時間を短くするといいでしょう。

・**真空低温調理をする**：肉の料理法としてもっとも優秀なのは「真空低温調理」です。密閉した肉にじっくり火を通すため、酸化を起こしにくく、鶏むね肉でもしっとり仕上がるのが利点。ネットを探せば「ＢＯＮＩＱ」のような専用機器が2万円以内で手に入ります。面倒な場合は、**最大でも100〜150度までの火力を使い、レアかミディアムレアまでに抑えましょう**。ウェルダンまで火を通すと、ＨＣＡやＰＡＨｓの量が3・5倍になってしまうのでご注意を。もし肉を焦がしたときは、炭化した部分をナイフでこそげ落としてください。

メソッド

43

## 加工肉はできるだけ減らす

高温調理と並んで気をつけて欲しいのが加工肉です。ハム、ソーセージ、ベーコン、サラミのように加工処理をした肉製品のことで、成型肉や牛脂を肉に注入した食品もふくまれます。

加工肉の悪影響を示したデータは多く、国際がん研究機関は、過去に出た800以上の論文をもとに「加工肉を1日50g食べ続けると、結腸直腸がんのリスクが18%増える」と示唆[31]。14年かけて2万9682人を観察した研究でも、週に2食分の加工肉を食べる人は心疾患や炎症リスクが7%増えると計算しています[32]。「2食分の加工肉」とは、だいたい薄切りハム4枚、またはソーセージ2本ぐらいであり、思いのほか許容量は少ないようです。

もっとも、厚労省の調査によれば日本人の加工肉摂取量は1日約13gなので、**よほどハムやソーセージが好きな方でない限り、現状を維持していただければ問題はないでしょう。**加工肉はリスクが高いという認識だけ、頭の隅に置いてください。

メソッド 44

## ホエイプロテインは重金属が少ないものを選ぶ

食が細い人だと、肉や魚だけでは必要なタンパク質量を満たせないこともあるでしょう。

そんなときは市販の「ホエイプロテイン」を使っても問題ありません。プロテインというと筋肉の増量に使うイメージが大きいですが、最近ではその他のメリットにも注目が集まるようになりました。

・**食欲を減らしてくれる：もともとタンパク質は食欲を抑える効果が高く、ホエイプロテインにも同じ効果が見込めます。**総摂取カロリーの25〜30％をタンパク質にした実験では、被験者の食欲が60％減り、最終的な1日の食事量が平均で450kcalほど減ったとの報告もあるほどです[33、34]。

・**体の酸化を抑える：**ホエイプロテインにふくまれる成分には、**抗酸化作用が高いグルタチオンという物質を生成する働きがあります。**いくつかの研究では、ホエイプロテインを飲みながら運動したグループは体内の「酸化」が有意に減っており、アンチエイジングの機能も高いと考えられます[35]。

・**中性脂肪やLDL（悪玉）コレステロールの改善：**肥満の女性が1日27gのホエイプロ

テインを12週間にわたって飲んだ実験で、**中性脂肪や悪玉コレステロールが減る現象が見られました**[36]。プロテインによって体型が改善したのが原因だと考えられています。

かようにホエイプロテインは多くの可能性を秘めますが、ただひとつ注意して欲しいのが、一部の商品に重金属がふくまれているかもしれない点です。

重金属は鉛・ヒ素・カドミウムなどの高密度な金属を指し、日々の食事などから少しずつ体内に蓄積。いずれも高い毒性を持つため、やがて謎の体調不良や肌荒れ、アレルギーなどを引き起こす原因になります。

この問題はプロテインも例外ではなく、ラフバラー大学が行ったテストでも、市販の商品から、少なからぬヒ素、鉛、カドミウム、水銀が検出されました[37]。アンチエイジングとしては見過ごせないポイントです。

実に難しい問題ですが、現時点で重金属が少ないプロテインパウダーを選ぶには、「Clean Label Project」や「Labdoor」といった第三者機関の検査をクリアした商品を選ぶのがベストでしょう。どちらの機関も独自に重金属の調査を進め、基準値を下回った商品を公開してくれています。

・マイプロテイン ホエイ・Impact　ホエイプロテイン アイソレート
・Isopure　ホエイタンパク質アイソレート
・Dymatize ISO-100
・Biochem, 100%　ホエイアイソレートプロテイン
・Jarrow Formulas　グラスフェッドホエイプロ

いずれの商品も、国内のネットショップか**iHerbのような海外ショッピングサイトで購入可能です**。あくまで良質な肉と魚をタンパク源にしつつも、1日の必要量に足りないぶんを補うために使ってください。

レベル

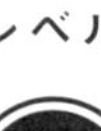

## 油と脂肪にこだわる

炭水化物とタンパク質の要点を押さえたら、残るはもちろん脂質です。人体のエネルギ

ー源だけでなく、ホルモンや細胞の材料にもなる重要な栄養素であり、アンチエイジングには欠かせません。重要なポイントを見ていきましょう。

## メソッド 45 カロリーの質が高い脂質の条件を知る

第一に、「カロリーの質が高い脂質」の条件は次のとおりです。

**❶カロリーあたりの抗酸化物質・ポリフェノールが豊富**
**❷ほぼ未加工で余分な添加物が入ってない**

大事なのはふたつめのポイントで、市販の大豆油やコーン油のように商品化の過程でさまざまな加工を行う商品は、高熱や化学処理のせいで酸化が起こりやすい問題があります。このような商品は、店の棚に並んだ時点で酸化が進んでいる可能性が高く、常用はおすすめできません。

CHAPTER5 栄養素

この基準に照らした場合、おすすめの食材は下のようになります。

いずれも良質な脂肪が豊富なのに加えて、抗酸化物質やポリフェノール、食物繊維などを豊富にふくむ優良食材です。**特に魚介は人体を若返らせる効果が大きく、数十万人の参加者を対象としたメタ分析でも、サーモン、ニシン、サバ、イワシなどを週に1〜2食分食べれば、心臓病の脂肪リスクが36%減ることが示されています**[38]。必ず食事のレパートリーに加えてください。

**「カロリーの質」が高い脂質をふくむ食材**

| 高脂肪な魚介<br>サバ、サーモン、イワシ、マグロ、ウナギ、シラスなど | | |
|---|---|---|
| 放牧牛 | 卵 | アボカド |
| ココナッツ | カカオ | フラックスシード |
| チアシード | ナッツ類全般 | ダークチョコレート |

メソッド 46

# 魚介の汚染物質対策は、幅広く食べること

魚の脂肪はとても優秀ですが、なかには「汚染物質は問題ないのか？」との疑問を抱いた人もいるでしょう。

確かに、多くの魚は海中で水銀やポリ塩化ビフェニル（ＰＣＢ）、ダイオキシンなどの有害物質を取り込むため、私たちの神経系や心血管にダメージを与える可能性があります。事実、タフツ大学が環境保護庁のデータを検討した研究によれば、10万人が養殖のサーモンを週に2回ずつ70年間食べ続けた場合、がんによる死亡者が24人増えると結論しました[39]。

思わず魚が嫌いになりそうなデータですが、幸いにも話はここで終わりません。この調査では、**魚を定期的に食べることで、心臓病の死亡者を7000人は減らせるとの試算も出しているからです。**魚が血管の若返りに効くのはほぼ確立された事実であり、このメリットを捨ててまで魚介を避けるのは望ましくありません。すべてはバランスの問題なので、

特定の魚にこだわらず幅広い種類を食べてリスクを分散しましょう。

具体的には、カジキ、マグロ、カワハギ、タイ、ブリ、カサゴは他の魚より水銀が多いため、1食80gを週に1～2回まで口にするならOK。水銀が多い魚を食べたあとは、ほかの魚介を3～5回は食べるようにするといいでしょう。

細かいことを考えたくなければ、**「大きい魚を食べたら、小さな魚を食べる」「赤身を食べたら白身や貝類、エビ、イカ、タコも食べる」**ぐらいの考え方でも構いません。幅広い魚介を食べてリスクを分散してください。

メソッド 47

## 料理油は、オリーブオイルかココナッツオイルを使う

料理に使う油もアンチエイジングを左右する重要な要素ですが、**〝カロリーの質〟という観点からすれば、使うべきはオリーブオイルかココナッツオイルの2つに絞り込まれます**。両者のメリットを簡単に見てみましょう。

・**オリーブオイル**：100gあたり約62㎎のポリフェノールをふくみ、この数値は、数ある料理油のなかでも最高レベルです。コレステロールゼロなので、**加熱で酸化した脂質が血管を老けさせる心配もありません**[40]。サルデーニャ島の老人たちが使うメインのオイルであり、地中海食（159ページ）でも推奨される優秀な油です。

・**ココナッツオイル**：ビタミンEやポリフェノールが豊富で、オリーブオイルよりも加熱によって栄養成分が壊れにくい特徴を持ちます。多価不飽和脂肪酸が少ないため、熱で酸化しづらいのも利点です。言うまでもなく、アマゾンのチマネ族が愛する重要な脂質源でもあります。

**どちらも酸化に強く、同時にポリフェノールなどの成分が取れる優秀なオイルです。**炒め物や焼き物をするときは、好きなほうを使ってください。

一方で、アンチエイジングに望ましくないのは、大豆油、コーン油、サフラワー油、キャノーラ油といった種子系の油です。すべて製造のプロセスで高熱や有機溶媒による処理が行われるため、不飽和脂肪酸が酸化を起こし、慢性的に使うと心臓病のリスクが上がります[41]。それでも種子系の油を使いたいときは、「コールドプレス製法」や「低温圧搾」などと書かれたものを選びましょう。

とはいえ、オリーブオイルとココナッツオイルにも弱点はあり、両方とも「煙点が低い」のが難点です。煙点とは油から煙が出始める温度のことで、どちらも200度を超えたあたりから熱に耐えられなくなっていきます。簡単に言えば、高温に弱いわけです。

そのため、どうしても揚げ物や天ぷらが食べたい場合は、ラードや牛脂、ギー（インドを中心とした南アジアで古くから作られ、食用に用いるバターオイルの一種）といった動物性の油を使ってください。煙点が高くて劣化しにくいので、いずれも高温調理には向いています（そもそも高温の料理は避けるのがベストですが）。

反対に、**まったく熱を加えずにドレッシングやソースとして使うなら、アマニ油やタラ肝油などがおすすめです**。酸化しやすいため加熱調理には不向きながら、良質な不飽和脂肪酸やビタミンを多くふくんでいます。

ちなみに、一部ではココナッツオイルやオリーブオイルをそのまま飲んだり、コーヒーやお茶に入れたりといった健康法がすすめられることがありますが、こういった手法が体に良いことを示した良いデータは存在しません。それどころか、ココナッツオイルは飽和脂肪酸なので、取りすぎればＬＤＬ（悪玉）コレステロールが増加することもわかっています[42]。オイルはあくまで料理のためだけに使ってください。

メソッド 48

## 料理用オイルは〝本物〟を選ぶ

オリーブオイルとココナッツオイルは優秀な料理油ですが、どちらも大きな問題を抱えています。それは、どちらのオイルも「消費者が優秀な商品を選ぶのが難しい」というポイントです。

実はオリーブオイルは日本と海外での品質基準が異なり、世界では「質が低い」と判断されそうな商品でも、日本では「エクストラバージン」を名乗れてしまいます。ＪＡＳ（日本農林規格）の基準では、酸価が２・０mg以下は「エクストラバージンオリーブオイル」に分類しても良いからです。

また、先述のとおりオリーブオイルはポリフェノールの含有量が大事ですが、これは生産地や製法によって大きく異なります。オイルのポリフェノール量を明記しているメーカーは少なく、いくら成分表を見ても消費者には判断しようがありません。

その点でココナッツオイルはさらに深刻で、そもそも日本には明確な品質基準が存在せず、いかに商品に「エクストラバージン」の名がついていようが、それが本当に一番搾りを低温で圧搾したものなのかを、パッケージで判断するのはほぼ不可能でしょう。

なんとも難しい問題ですが、ここでも185ページと同様に**「Clean Label Project」や「Consumer Lab」といった第三者機関が提供する情報を参照するのがおすすめです。**両者とも市販品のクオリティ調査に定評のある団体で、オイルのポリフェノール量や重金属汚染のレベルなどを定期的に検査しています。

おすすめのブランドを、いくつか紹介しておきましょう。左の商品は、カプリル酸やカプリン酸などの健康成分が豊富で、重金属の問題もありませんでした。すべてコールドプレスや蒸気で精製する手法を取っており、安全性が高いのが利点です。

## おすすめのオリーブオイルとココナッツオイル

### 推奨オリーブオイル

- **KIRKLAND（カークランド）**
  **オーガニックエクストラバージンオリーブオイル**
  （ポリフェノール量：369ppm）
- **COLAVITA EXV オリーブオイル**（ポリフェノール量：315ppm）
- **ガルシアエクストラバージンオリーブオイル**
  （ポリフェノール量：330ppm）
- **感動オリーブオイル ディエボレ コラティーナ**
  （ポリフェノール量：434 ppm）
- **カサス・デ・ウアルド／アルベキーナ**
  （ポリフェノール量：463.5 ppm）
- **クワトロオーレ フラントイオ レッチーノ**
  **エクストラバージンオリーブオイル**（ポリフェノール量：437.5 ppm）

通常のエクストラ・バージン・オリーブオイルのポリフェノール量は100〜250ppmなので、どの商品も非常に優秀なことがわかります。ポリフェノール量は年によって増減するため絶対的な数値ではないものの、いずれも定評のある業者なので品質はそこまで変動しないはずです。

### 推奨ココナッツオイル

- **カークランド オーガニック ココナッツオイル**
- **Nature's Way, 液体ココナツプレミアムオイル**
- **Nutiva, オーガニック ココナッツオイル**
- **Garden of Life, Dr. Formulated Brain Health100%**
- **Barlean's, オーガニックバージンココナッツオイル**
- **Sports Research, オーガニックココナッツ**

CHAPTER 6

# 睡眠

## ――今日から始められる薬に頼らない快眠体質づくり

### 技法2 マルチプル・レスト

美肌・快眠・肥満防止

質の高い食事で体を癒やしたら、今度は〝肉体を正しく休める方法〟に移ります。技法2の「マルチプル・レスト」は、**行動、認知、環境、栄養などのあらゆる側面から、あなたの肉体が確実に回復するようにデザインされた休息法**です。

まずはもっとも大事なポイントである「睡眠」を改善して体を内側から癒やしましょう。

睡眠の重要性を疑う人はいないでしょう。寝不足の翌日は誰でも心と体が満足に動きませんし、アンチエイジングへの重要性を示したデータにも事欠きません。

近年の事例では米国ユニバーシティ・ホスピタルズの試験が有名で、研究チームは60人の女性に紫外線を当てて意図的に肌のバリアを破壊。それから72時間後に全員の皮膚を調べたところ、睡眠の質が低い人は肌の回復力が30％低く、3日過ぎても元の状態にもどらないままでした[43]。同時に、日ごろから寝不足の女性は肥満率が20％高い傾向も確認され、睡眠が外見におよぼす影響の大きさをあらためて浮き彫りにしました。

しかし、誰もが重要性を認める一方で、いまだ睡眠に悩む人が多いのが現状です。特に日本は世界でも睡眠不足のひどい国として知られ、OECDの調査によれば、毎晩6時間未満しか眠れていない人が全人口の4割を占めます。

もちろん「通勤時間の長さ」や「残業の多さ」といった日本固有の原因もありますが、そもそも睡眠には「これさえやっておけばOK」というテクニックが存在しないのも大きな理由のひとつでしょう。

ぐっすりと眠るためには、**適切な栄養、寝室の環境、眠りに対する脳の解釈、さらには「あなたが人生にどれだけの意味を感じているか？」といった壮大な要素までが関わって**

**くることがわかってきた**からです。

つまり、最高の眠りを目指すには、やれることを片っ端から試すしかありません。**栄養や認知などあらゆる側面から改善を行い、少しずつ睡眠の質のベースラインを上げていくのです。**難易度のレベルごとに、具体策を見ていきましょう。

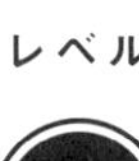

# レベル1 スリープ・チェックリスト

くり返しになりますが、睡眠に〝これ〟といった改善策はなく、できることはすべてやるしかありません。そこで、試したい対策が「スリープ・チェックリスト」です。

## メソッド49 快眠の基礎を押さえる

このリストはアメリカ国立睡眠財団やNutri Scienceなどの機関が、「快眠に欠かせない要素」としてピックアップしたポイントを、日本人向けに筆者が再編したものです[44]。「いつも同じ時間に寝る」という基礎的なアドバイスから、「ブレインダンプを行う」といった聞き慣れないテクニックまで、多くの研究者が睡眠の改善に欠かせないと判断した手法を25のチェック項目にまとめました。

まずは次ページのチェックリストをざっと読んで、あなたがどれだけ睡眠の基礎を押さえているかを確認してください。なかには聞いたことのないテクニックもあると思いますが、それらについてはあとで詳述します（項目末尾のページ数を参考にしてください）。

そして、現状の快眠レベルがわかったあとは、チェックリストの各項目について具体的な実践法をお伝えしていきます。

ただし、「寝る前のカフェインはNG」「寝室をできるだけ暗くする」「日中は運動で体を疲れさせる」のように、なかば常識化しているものについてはくわしく取り上げず、巻末の参照文献で簡単に実証データを紹介するにとどめます。ご了承ください。

| 快眠認知チェック | |
|---|---|
| 必ず決まった時間に起きている [55] | +1 |
| 必ず決まった時間に寝ている | +1 |
| 1日に1回は15分以上の瞑想を行っている（215ページ） | +1 |
| ストレッチや瞑想など、入眠前に必ず行うルーチンがある [56] | +1 |
| ベッドで本を読んだりゲームで遊ぶなど、<br>寝具を睡眠以外のことに使っている [57] | −1 |
| 寝る30分〜1時間前にブレインダンプを行う（218ページ） | +1 |
| 睡眠日記をつけている（220ページ） | +1 |
| 「人生の意味」について定期的に考えている（222ページ） | +1 |
| 合計 | 点 |

**各項目の点数を足し合わせます。最終スコアの判断は以下のようになります。**

| | |
|---|---|
| スコア<br>0〜5点 | 快眠レベルは平均よりも下です。すぐに手をつけられそうな項目を2〜3個ピックアップし、少しずつ生活に取り入れてみましょう。 |
| スコア<br>6〜10点 | 快眠レベルは平均的です。「行動」「環境」「認知」という3つのジャンルから、特にあなたの生活に足りていないものを選び、優先して取り組んでいくといいでしょう。 |
| スコア<br>11〜15点 | 平均よりも快眠レベルは高めです。リストのなかから、あなたがもっとも苦手に感じられる対策を選んで実践してみてください。 |
| スコア<br>16〜20点 | 快眠レベルはかなり良好です。さらに上を目指すなら、「人生の意味」や「瞑想」といった認知系の活動を増やすのがおすすめです。 |

## 快眠の基礎知識がわかる「スリープ・チェックリスト」

| 快眠環境チェック | |
|---|---|
| 寝室の温度は18〜19度に設定している（202ページ） | ＋1 |
| 寝室に時計を置いている（203ページ） | −1 |
| 日が暮れたら室内の照明は10ルクス近く<br>（上映前の映画館ぐらいの明るさ）レベルまで落としている [45] | ＋1 |
| 遮光カーテンなどで寝室に入る光を完全に防いでいる [46] | ＋1 |
| 寝る前にスマホなどの光を発するデバイスを使っている [47] | −1 |
| 寝る前に十分な換気を行っている（204ページ） | ＋1 |
| 寝る3時間前からオレンジのサングラスをかけている（205ページ） | ＋1 |
| 睡眠時はアイマスクと耳せんを使っている [48] | ＋1 |
| 合計 | 点 |

| 快眠行動チェック | |
|---|---|
| 朝から昼間までに最低10分は太陽光を浴びている [49] | ＋1 |
| 前夜に眠れなかった場合は午前中に5〜30分の昼寝をしている [50] | ＋1 |
| 1日の最後の食事は睡眠の2〜3時間前までにすませている [51] | ＋1 |
| 夕食に十分な量のタンパク質を食べている（209ページ） | ＋1 |
| 1日40g以上の食物繊維を取っている（211ページ） | ＋1 |
| 就寝前にアルコールを飲んでいる [52] | −1 |
| 午後3時を過ぎてもカフェインを取っている [53] | −1 |
| 就寝の1〜2時間前に40〜43度のシャワーを浴びている（208ページ） | ＋1 |
| ストレッチやウォーキングなどの軽い運動を1日に最低30分ずつ、<br>眠りにつく3時間前までに行っている [54] | ＋1 |
| 合計 | 点 |

レベル

# 2 快眠環境フィックス

もっとも手軽な睡眠の改善法は、環境を変えることでしょう。**寝室のノイズを耳せんでブロック、外部からの光をアイマスクでシャット、寝る前に換気を行うなど、ちょっとした変化で大きな改善を見込めるのが魅力です。**実践ポイントを見ていきましょう。

メソッド

## 寝室の温度は18〜19度にする

通常、あなたの体内温度は就寝とともに低下を始め、午前5時ごろまで下がり続けます。体内の熱が放出されたおかげで身体の活動がゆったりとしたペースに変わり、これが眠気を引き起こすわけです。

ところが、ここで**室内の温度が高すぎるとうまく体内温度を調整できず、睡眠の乱れにつながります。**室温と快眠の関係についてはハーバードやケンブリッジが複数の調査を行っており、76万5000人を対象にした調査でも**「寝室の温度は18・3度近辺に保つのが理想」との結果で一貫しています**[58]。

「寒がりだから18度にしたら眠れない」と思われそうですが、冷え性と体内の温度は別の話。**冷え性はあくまで体の表面に血液が十分にまわらない状態であり、深部体温を下げないと眠れないのは寒がりの人も同じです。**ぜひとも室内はクールな状態を保つようにしてください。

メソッド 51

## 寝室には時計を置かない

寝床に入ってもなかなか寝つけない人は、室内の時計をすべて取り払うのも手です。壁かけ時計はもちろん、腕時計のように時間を知らせるものはすべて除きましょう。

理由は簡単で、**うまく眠るのが苦手な人は、寝つけない状態で時計を見たときに「こん**

**な時間なのにまだ起きている……」などといらぬ不安を抱く傾向が強い**からです。さらに、時計は現代人にとって起床のシンボルとしての意味合いも強いため、夜中に時計を見るだけで覚醒レベルが上がってしまうケースも珍しくありません[59]。

夜中にむだな不安を感じないためにも、寝室から時計は除いておきましょう。

メソッド 52

## 寝る前に十分な換気を行う

快眠のじゃまをする問題としては、**二酸化炭素も見逃せません。**

寝室の換気が睡眠の質を大きく左右するのは有名な事実で、デンマーク工科大学のテストでは、換気をしない部屋で1週間を過ごした被験者は、一様に**翌日の気分が下がり、日中の眠気が増大しました。**一方で、換気した部屋で過ごした被験者は集中力が上がり、論理的な思考

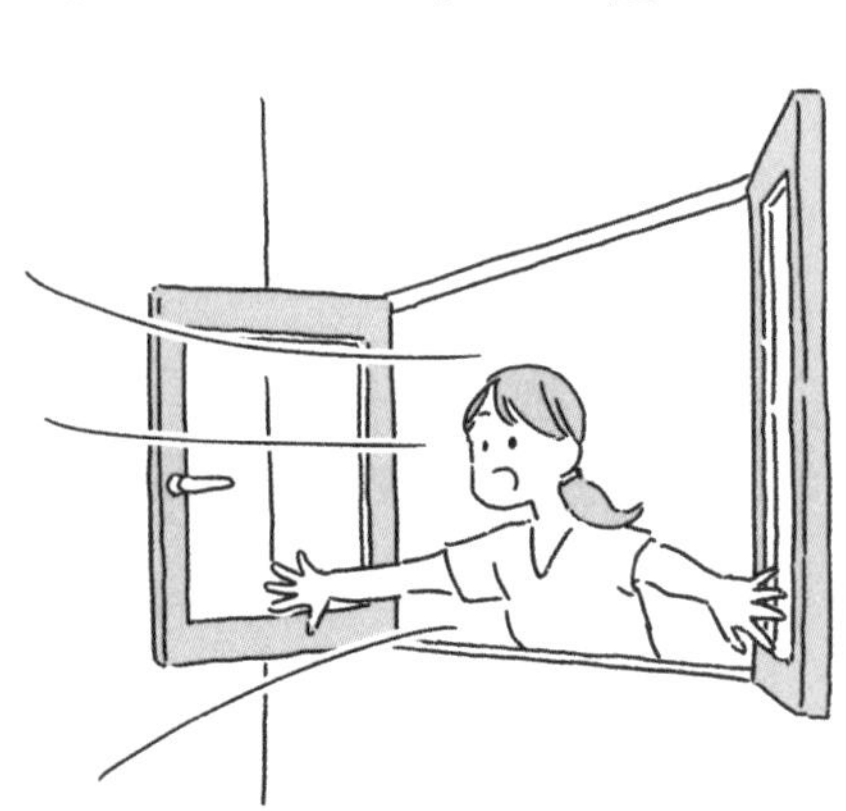

力を問うテストの成績まで上がったそうです[60]。室内の二酸化炭素量で睡眠の質が大きく変わるのは間違いありません。

筆者の場合は、寝室内に$CO_2$モニターを置いて二酸化炭素濃度が1000ppmを超えないようにコントロールしていますが、そこまでせずとも、**寝る前に5~10分ぐらい窓を開けておけば問題なし**[61]。それだけで睡眠の質は確実に上がります。

メソッド

# 53 アンバーグラスを使う

夜がふけたら、寝室の照明は10ルクス以下まで暗くするのが基本中の基本です。この条件を満たしていない人は、調光機能がついた照明を使うか、間接照明で明るさを調整しましょう。

そして、さらにダメ押しで使いたいのが「アンバーグラス」です。**オレンジ色のレンズを採用したサングラスのことで、本来はスキーなどに使うアイテムですが、電子機器や蛍**

**光灯から出るブルーライトをブロックして脳の覚醒を防ぐ働きも持っています。**

ブルーライトの問題はすでに周知でしょう。睡眠の質を下げる最大の原因とも言われ、この光を夜中に浴び続けると、睡眠ホルモンの分泌が下がってしまいます[62、63]。

ここ数年でアンバーグラスの研究も進み、あるテストでオレンジのサングラスを着けて1週間を過ごした被験者は入眠時間が7分早くなり、睡眠の質と翌朝の集中力にも改善が見られました[64]。また別の研究でも、およそ就寝の3時間前にアンバーグラスを身につければ、睡眠改善の効果が得られたと報告されています[65]。

アンバーグラスは2000~3000円で手に入り、それでも十分な効果を得られます。「DUCO スポーツサングラス」や「Uvex S1933X」などの安いブランドから試してみるといいでしょう。

## 快眠環境の改善オプション

メソッド

54

# 重いブランケットを使う

さらに上の睡眠を目指す方のために、オプションも紹介しておきます。

アンバーグラスと並んで、ここ数年で新たな快眠ガジェットと呼ばれ出したのが、**「重いブランケット」**です。名前のとおり通常より重量を増やした毛布のことで、**体重が45〜70kgの人は7kg前後のブランケットを使うように推奨されます。**通常は2kgを超えるブランケットなどなく、かなりの重さです。

そんな毛布を使ったら悪夢を見そうな気もしますが、「重いブランケットで睡眠の質が上がる」というデータが急増しています。具体的な効果としては、**起床時のぐっすり感や睡眠時無呼吸の改善**[66]、**睡眠時における不安感の低下**[67]、**入眠時間の短縮と夜間覚醒の減少などが報告されており**[68]、**快眠ガジェットとして試す価値は十分にありそうです。**

重い毛布で睡眠の質が高まる理由はシンプルで、**「包み込まれる感覚の増加」**によって安心感が増すからです。その意味では、不安やストレスに弱い人ほど、重い毛布でメリットを得やすいでしょう。ネットを探せば1万円を切る価格で購入できるので、ストレスなどで眠れないような人は試してみてください。

## レベル 3 快眠行動フィックス

環境を整え終わったら、次に修正すべきは「行動」です。環境の改善より労力はかかりますが、それだけに手をつけた際の効果は絶大。なかでも実践の難易度と効果のバランスが良いテクニックを紹介します。

### メソッド 55 入浴の温度と時間帯で快眠をうながす

寝る前に風呂やシャワーで体を温めるのは、快眠アドバイスの定番でしょう。体を温めたぶんだけ就寝時に体内温度が下がり、202ページと同じメカニズムが働いて、眠りにつきやすくなります。

2019年、テキサス大学のチームがメタ分析を行い、このアドバイスの効果を最大化する方法を調べてくれました[69]。17の先行研究をもとに**「快眠レベルを高める最高のシャワーの浴び方」**を調べた内容で、すべてのデータをまとめて出た答えは、**「寝る前の1時間半〜2時間前に40〜43度の風呂に浸かる、またはシャワーを5〜10分ほど浴びるのがベスト」**というものでした。このガイドラインを守ると、入眠時間が平均で10分短くなると報告されており、寝つきの悪さに悩んでいる人は試すべきでしょう。

逆に言えば、体を温めてから体内温度が下がるまで平均90分ぐらいかかるため、寝る直前にシャワーや風呂を使うと睡眠に悪影響が出ることもあります。その点はご注意を。

メソッド 56

## タンパク質を摂取して、快眠をうながす

睡眠の質を上げるには、寝る前に適量のタンパク質を取っておくのも重要です[70]。**タンパク質には睡眠ホルモンの材料が入っており、体内に十分な量がないと、夜になっても**

**眠気が出にくくなります。**

そこで参考になるのが、シンガポール国立大学などが行ったメタ分析[71]。研究チームは15の観察研究と４つのＲＣＴ（randomized controlled trial：ランダム化比較試験）を精査し、夜中にぐっすり眠れる人と眠れない人の違いを調べ上げて２つのポイントを抽出しました。

- **よく眠れている人ほどタンパク質の摂取量が多く、タンパク質が少ない人より睡眠時間が約12％長い**
- **総摂取カロリーの25〜30％ぐらいのタンパク質をとると睡眠が改善しやすい**

具体的に計算すると、１日の維持カロリー（107ページ参照）が２０００kcalの人が睡眠の質を上げるためには、だいたい５００〜６００kcal分のタンパク質を摂取する必要があります。**グラムに換算すると１日１２５〜１５０gであり、意識して多めの**

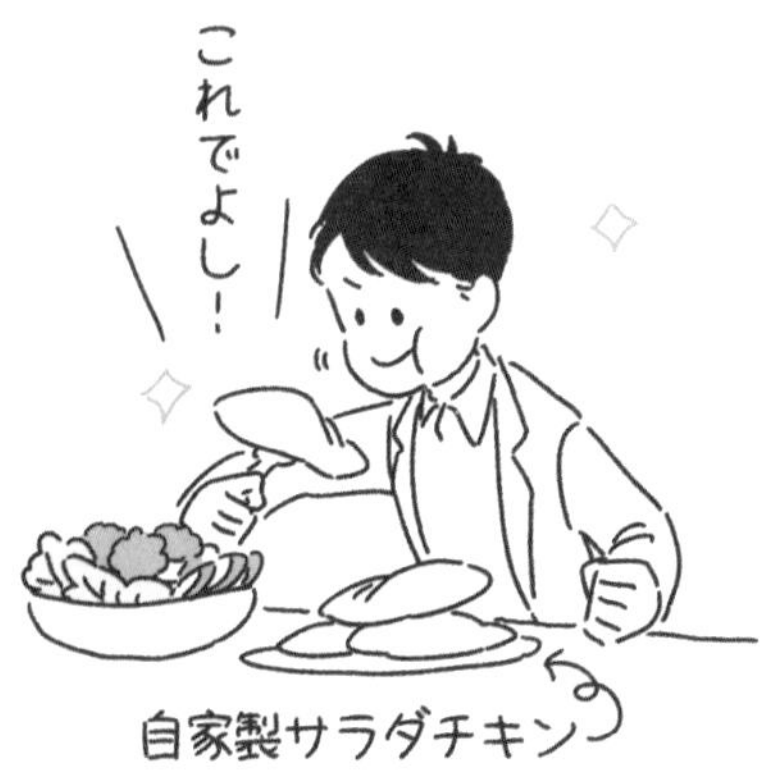

**タンパク質を心がけないと達成できないレベルです**（皮なしの鶏むね肉でおよそ600g）。高タンパク食に慣れていない人は、体重1kgあたり1・2〜1・4gのタンパク質から始めて、睡眠の質が改善したかどうかをチェックしてみるといいでしょう。

メソッド 57

## 食物繊維で快眠体質に

食物繊維が体に良いのは常識ですが、意外と知られていないのが睡眠の改善効果です。2016年の実験では、研究チームが用意した食事を4日ほど被験者に与えたところ、**食物繊維を大量に摂取したグループほど睡眠の質が上がり、翌日の疲労感も大きく減少**。一方、パンや動物性の脂肪を多く食べた被験者は睡眠が浅くなり、夜間の覚醒も増えやすくなる傾向が認められました[72]。言い換えれば、お菓子や脂身の多いステーキはあなたの眠りを妨げ、野菜やフルーツは睡眠の質を上げてくれるわけです。

食物繊維が睡眠に効く理由は大きく2つで、**ひとつめは血糖値の乱高下を防ぐ働きがあ**

CHAPTER6 睡眠

| 腸内で酪酸が増えやすい食物繊維をふくむ食材 | | | |
|---|---|---|---|
| ニンニク | タマネギ | ニンジン | アーティチョーク |
| アスパラガス | ジャガイモ | グリーンバナナ | リンゴ |
| アプリコット | 豆類（茹でてから冷やしたもの） | | オートブラン |

| 食物繊維をふくむサプリ | | |
|---|---|---|
| イヌリン | フラクトオリゴ糖 | レジスタントスターチ |
| ペクチン | アラビノキシラン | グアーガム |

[75, 76]

**るからです。**パンやお菓子を食べると、あなたの体は糖質に反応してインスリンを吐き出し、これが身体を覚醒状態に変えます。しかし、ここで食物繊維を大量にとっておけば急激なインスリンの分泌がなくなり、むだに体を目覚めさせずにすむのです。

もうひとつが、食物繊維で腸内環境が改善し、おかげで睡眠も改善していくパターンです[73]。簡単にメカニズムを説明すると、あなたが摂取した食物繊維は腸内で細菌のエサになり、酪酸と呼ばれる脂肪酸に変えます。酪酸は腸壁を保護するバリアとして働くため、体内の量が増えるほど、**あなたの腸はバクテリアやアレルゲンへの抵抗力が向上。結果的に、体が安心して休憩を取れるようになるのです**[74]。防壁が万全な戦場ほど、兵士が安心して休めるのに似ています。

CHAPTER5で紹介した「カロリーの質」を守っておけば1日に必要な食物繊維の量は満たせるはずですが、「酪酸を増やす」という観点からすれば、右の表の食材を増やすのもおすすめです。

また、なんらかの理由で十分な野菜や果物を食べられないときは、食物繊維のサプリを使ってもいいでしょう。どの食物繊維もネットショップで簡単に見つかります。サプリを使う場合は1回3gから始めて、下痢やガスの発生などの副作用が出ないかどうかを確かめつつ、少しずつ量を増やしてください。

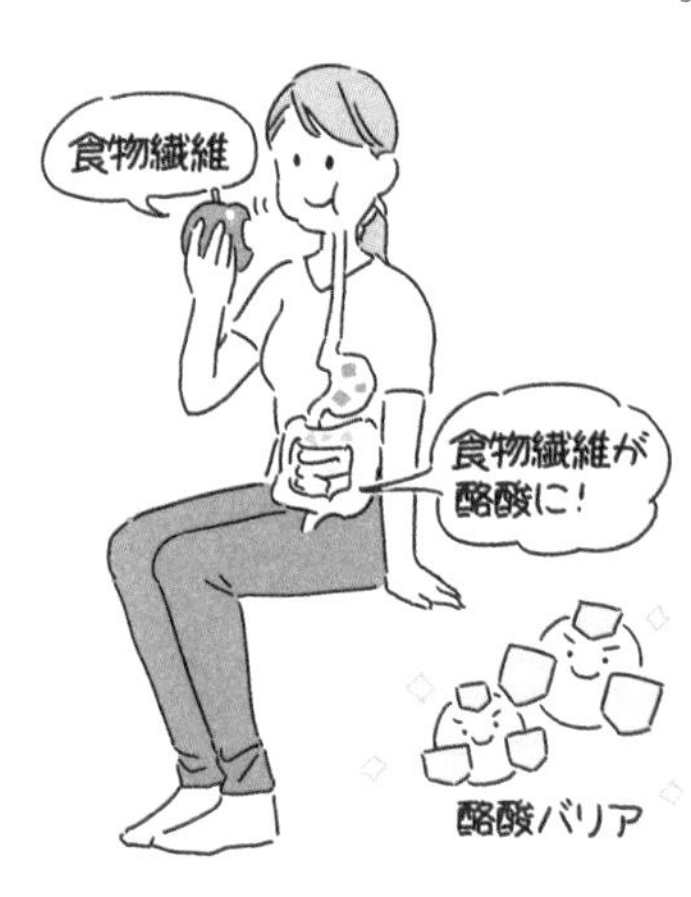


## レベル 4 睡眠認知フィックス

睡眠改善のために、最後は「認知（物事のとらえ方、考え方）」を変えていきましょう。「あ

CHAPTER6 睡眠

なたは睡眠をどのようにとらえているのか？」や「睡眠に対する不安や思い込みはないか？」といった点を掘り下げ、脳の解釈や認識の側面から睡眠にアプローチするフェーズです。

「環境」や「行動」に比べてわかりづらいかもしれませんが、たとえば「決まった時間に寝ましょう」や「寝具は睡眠のためだけに使いましょう」のようなアドバイスが効果的なのは、**あなたの脳に「この時間は必ず眠るべきだ」「寝具は眠るための道具なのだ」と教え込む働きがあるからです。**逆にいつもバラバラの時間に寝床に入ったり布団の上で勉強やゲームをしていると、脳は「いつどこで眠ればいいのかがわからない！」とパニックを起こし、本当に寝たいタイミングでも全身を覚醒させます。

この問題についてはすでに30年以上も臨床試験が行われ、**寝つきが悪い人が認知を改善した場合、その効果は一般的な睡眠薬と変わらないと報告されています**[77]。これといった副作用も報告されておらず、いったん認知が変われば効果は半永久的に続くというのだから試さない手はないでしょう。

メソッド 58

## ボディスキャン瞑想でリラックス効果を高める

ボディスキャンは、自分の身体の各部に意識を向けながら行う瞑想法の一種です。不安やストレスへの効果が何度も確認された手法で、**10分のボディスキャンを実践したヘビースモーカーの禁煙の成功率が高まったり**[78]、**健康な男女の血圧や心拍数が大幅に低下したとのデータが公表されています**[79]。

仕事の不安やストレスで眠れないような方は、就寝前の数分を使って実践してみてください。実際に試すとわかりますが、ボディスキャン瞑想はとてもリラックス効果が高く、実践の最中に寝落ちするケースも珍しくありません。

具体的には次のように行います。

❶ 寝床の上に横たわって目を閉じ、まずは自分の体の重みに意識を向ける。寝床と背中がくっついているところに集中し、その感覚を味わっていきます。

CHAPTER6 睡眠

❷ 深く息を吸って呼吸の感覚を意識したら、今度は深く息を吐きながら身体がリラックスする感覚を意識します

❸ 今度は足に意識を向け、寝床と足がくっついているところを意識する（重さ、圧迫感、体温など）

❹ 背中に意識を向け、寝床と背中がくっついているところを意識する

❺ 腹部に意識を向けて、どのような感覚があるかをチェック。もし緊張が感じられたら深呼吸を行い、凝り固まった部分をリラックスさせる

❻ 同じように、手↓腕↓首↓あご↓顔全体の順に意識を向けて、各エリアにどのような感覚があるかをチェック。もし緊張が感じられたら深呼吸を行い、凝り固まった部分をリラックスさせる

❼ 最後に全身を意識しながら深呼吸し、落ち着いたら目を開く（そのまま眠っても問題はありません）

ボディスキャン瞑想の基本は以上です。人体の各部に意識を向ける時間は好きに決めて構いませんが、慣れないうちは**特定のパーツに10秒ぐらいかけるところからはじめて、**

**少しずつ時間を延ばしてください。**

さらに慣れてきたら、時間をのばすだけでなく、意識するパーツをより細かくしてみましょう。顔全体だけでなく、鼻、右目、左目、くちびるのように、さらに肉体を分割して意識を向けていくイメージです。

もし「身体のパーツに意識を向ける」感覚がわからなかったら、**自分が科学者になったところを想像してみるのがおすすめ。**「いまお腹の右下あたりが少しこわばっているな……」「右あごの耳とのつけねあたりが他の場所より少し温かいな……」「深呼吸をしたら緊張がほどけたぞ」といったように、科学者のような客観的な態度を保ちながら身体のパーツをじっくり観察してください。続けるうちに、身体の変化をおもしろがれるようになれれば最高です。

トレーニング中は「明日の予定」や「過去の嫌な記憶」などのいろいろな思考が脳内に浮かぶでしょうが、ごく普通の状態なので気にしなくて構いません。もし

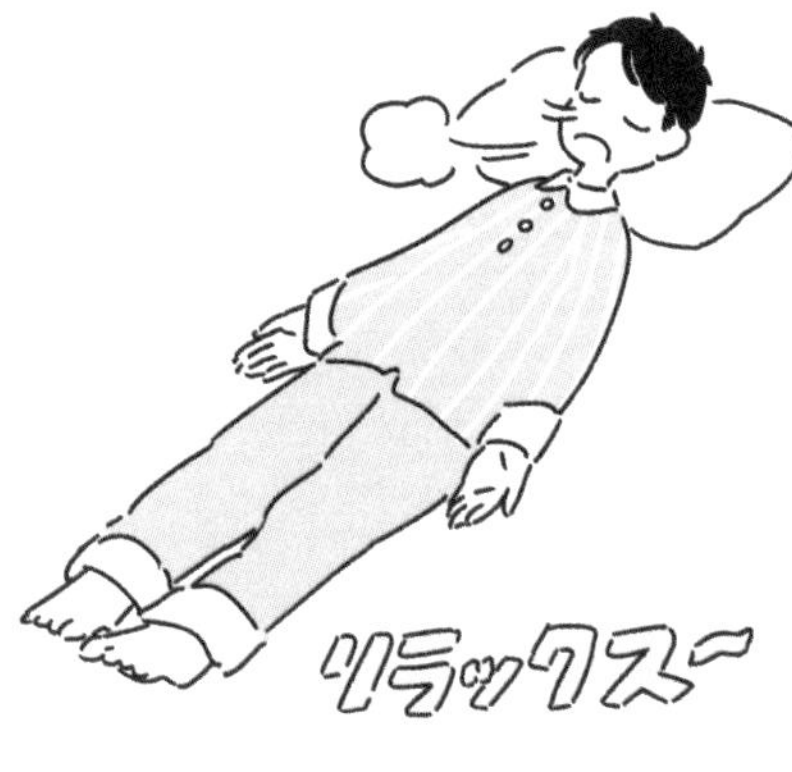

**雑念が浮かんできたら、淡々と体のパーツに意識をもどす作業をくり返してください。**

複数の実験によれば、2～4週間ほどトレーニングを続けると、脳に身体がリラックスする感覚がすり込まれ、寝床に入っただけで深い眠りに入りやすくなります。実践の目安は1日20～45分ずつ（慣れないうちは1日3～10分から）、週に3～6回を目指しましょう。

メソッド 59

# ブレインダンプで心配事をリセットする

眠る前に「やるべきだった仕事」が頭をよぎり、眠れなくなってしまった経験はないでしょうか？「明日締め切りの書類を作っていない」「今日のノルマをこなせなかった」などの未完成のタスクが気になり、いつまでも目が冴えてしまうパターンです。そんな問題を解決すべく、2018年にベイラー大学のチームが実験を行っています[80]。被験者にラボで1週間寝泊りするように指示し、その際に全体を2つのグループに分けました。

**❶寝る前に5分だけ「次の日にやらねばならないこと」を紙に書き出す**

## ❷寝る前に5分だけ「今日または前日に終えた作業」を紙に書き出す

そのうえで脳波で睡眠の質を調べると、結果は寝る前に翌日のタスクを書き出したグループのほうが優勢でした。「明日は企画書を書き上げ、精算を終わらせる」などと書き出した人は、「今日は他部署の問い合わせを処理して、会議の資料を作った」などと書き出した人よりも強い眠気を感じ、**眠りにつくまでの時間が平均9分早くなった**のです。

9分というと大した結果ではなさそうですが、この数字は睡眠薬の効果とほぼ変わりません。寝る前の5分でここまでの違いがあるのは驚きです。

このように、**「ちょっと気にかかること」**や**「未来にすべきこと」を紙に書き出す手法を「ブレインダンプ」と呼びます**。直訳すれば**「脳の投げ捨て」**といった意味で、頭のなかにたまっていく心配の種を外部にすべて吐き出すのが大きなポイント。未消化のタスクを書き出すことで心配と不安が外

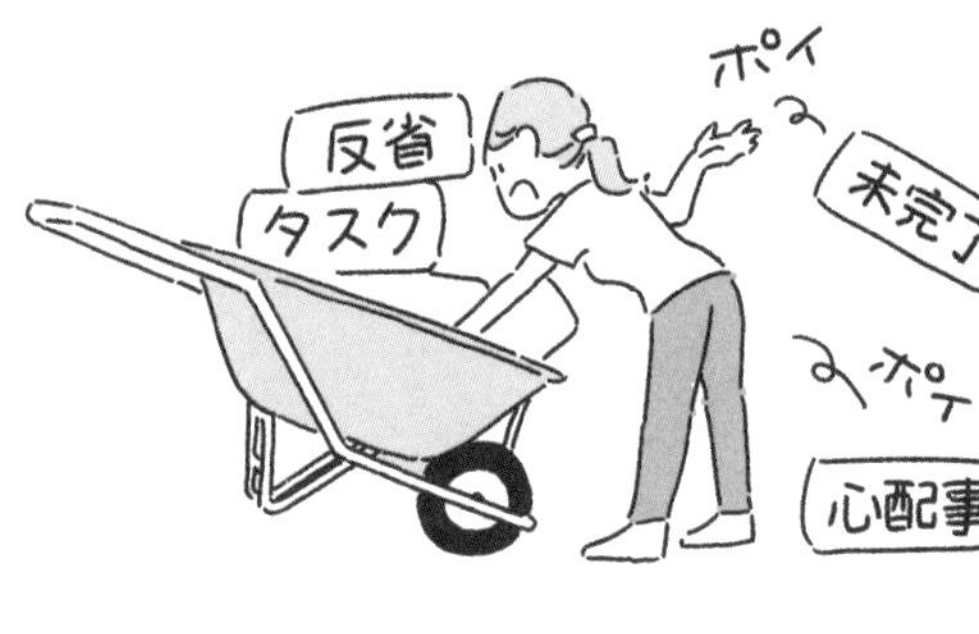

に追い出され、あたかも「重荷を下ろした」ような感覚が生まれます。おかげで脳の興奮がおさまり、いつもより安心して眠れるようになるのです。

寝床に入って10分以内に眠りにつけない人は、寝る30分〜1時間前にブレインダンプを試してみてください。いつもよりも入眠時間が早くなるはずです。

メソッド 60

## 睡眠日記を書く

**認知系のテクニックでもっとも効果が高いのが「睡眠日記」です。**毎晩の就寝時間や起床時間を記録に残す手法で、長らく認知行動療法（認知に働きかけて気持ちを楽にする精神療法）の世界で使われてきた由緒ある技法です。効果を示したデータも多く、睡眠にお悩みの方なら試して損はありません[81]。

睡眠日記は次ページのような用紙を使い、朝と夕方のセクションごとに、就寝時間、起床時間、カフェインの摂取量を記録していきます。1回の記入には2分もかかりません。

日記をつけてすぐに効果が出るわけではありませんが、**だいたい2週間ぐらいデータが**

睡眠にともなう不安やストレスを解消してくれる「睡眠日記」

| | 月曜日 | 火曜日 | 水曜日 | 木曜日 | 金曜日 | 土曜日 | 日曜日 |
|---|---|---|---|---|---|---|---|
| **朝に起きてから行う記録** | | | | | | | |
| 寝床に入った時刻 | | | | | | | |
| 起床した時刻 | | | | | | | |
| トータルの睡眠時間 | | | | | | | |
| 夜間に起きた回数 | | | | | | | |
| **寝る前に行う記録** | | | | | | | |
| カフェインが入った飲料を飲んだ回数 | | | | | | | |
| 最後にカフェインを摂取した時刻 | | | | | | | |
| 最後に運動をした時刻 | | | | | | | |
| 眠りにつく1時間前にやっていた行動 | | | | | | | |
| 今日の気分（0点＝最悪、10点＝最高） | | | | | | | |

**たまったあたりから、あなたの睡眠には変化が現れるはず。**

「寝る1時間前に少しスマホを見ただけでも夜間の覚醒が増えるな……」や「10分運動をしただけでも睡眠時間が延びるな……」といった事実を少しずつ脳が記憶し、自動的に対策を取ろうと働き始めるからです。

その点で**「睡眠日記」とは、いわば家計簿のようなもの**です。自分が毎日どのようにお金を使っているのか？　気づかぬうちにむだな出費を重ねていないか？　そんな情報が把握できないと、いつまでたっても貯金はたまりません。

同じように、自分が日々の暮らしでどれぐらい睡眠について負債を抱えているかを判断すれば、あなたの脳も安心して返済計画を考えられるでしょう。その安心感が認知を変え、睡眠にともなう不安やストレスを解消してくれるのです。

メソッド 61

## 「人生の意味」について考える

ぐっすり眠るための手段として、「人生の意味」について考えたことがある人はいないでしょう。「私はこの人生で何を成し遂げたいのか？」「自分は何のために生きているのか？」といった哲学的な思考は、睡眠の質となんの関係もなさそうに思えるはずです。しかし、実際はさにあらず。最新の研究により、**「人生の意味」が私たちの睡眠を大きく左右する事実がわかってきました。**

代表的なのはノースウェスタン大学の調査で、研究チームはMARSやMAPという大規模なデータセットを使い、平均79歳の高齢者の「睡眠の質」と「人生の目的」をチェック。2つのデータの相関を分析しました[82]。

この研究では、被験者が持つ「人生における目的」を、**「過去に自分がしたことや未来にしたいことを考えると良い気分になりますか？」や「当てもなく人生を生きる人もいるが、自分は違うと感じますか？」などの質問で判定しています。**自らの人生になんらかのゴールを持ち、生きる意義を感じながら暮らせているかどうかを調べたわけです。

すべてのデータをまとめたところ、やはり「睡眠」と「人生の目的」には大きな関係性が認められました。**人生に意味を感じている人ほど睡眠の質が高く、無呼吸症候群のリスクも低かったのです。**

このような違いが現れたのは、人生の目的がはっきりした人はライフスタイルも良好であるケースが多く、結果として睡眠の質が改善されたからです。ミシガン大学公衆衛生学部が約7000人を5年観察した調査でも、日常的に人生の意味を感じられているグループは、そうでないグループよりも、**なんと早期死亡率が2倍も低かったと言います**[83]。

観察研究なので明確な因果関係は特定できないものの、「人生の意味」が私たちのなかに前向きな精神状態を生み、それが睡眠改善をもたらす可能性は高いでしょう。真の快眠を手に入れるためにも、「自分の人生に張り合いをもたらしてくれる目標は?」と、定期的に考えてみてください(週末の20〜30分ぐらいを使うのがおすすめです)。

ただし、いきなり「人生の意味を考えよう」と言われても困る人が多いでしょうから、その場合は、まず**「自分にとって良い睡眠とは何を意味するのか?」を掘り下げていくといいでしょう**。試しに、次の質問について考えてみてください。

- **なぜ私はもっと眠りたいのだろうか?　睡眠不足による不調を避けたいと考えたり、気分を悪化させたくないと思うのはなぜだろうか?**
- **十分な睡眠を取れて頭が完全にクリアなとき、あなたはどのような人間として行動した**

**いでしょうか？　何を達成したいと思うでしょうか？**

**・どのように眠れたときに、あなたは最高のパフォーマンスを発揮できると思いますか？**

質問の回答はそれぞれで、人によっては「子どものために万全の能力を発揮したいから眠る」と答えるかもしれませんし、また別の人は「つねにベストな体調でいる」ことそのものに人生の意味を感じるかもしれません。

絶対の正解は存在しないので、あなたにとって一番しっくりくる答えを探してみましょう。何度も考えるうちに、だんだんと睡眠の質が上がっていくはずです。

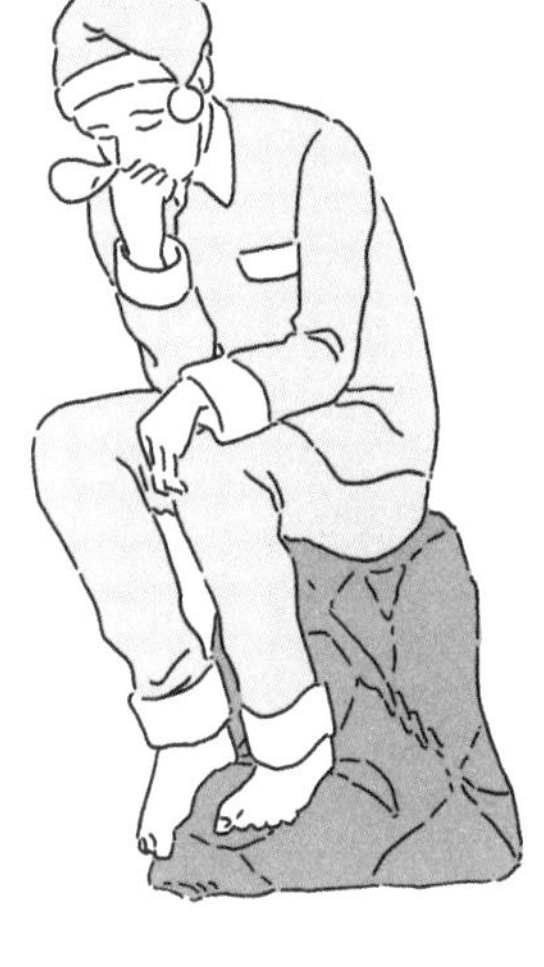

# 美肌
## ——世界最高権威も認めた、シンプルながら強力なスキンケア

## 技法 3
## 世界標準メンテナンス

睡眠の次は「肌」です。正しいスキンケアで、外側から肉体を修復させましょう。

言わずもがな、**皮膚は人間が持つ最大の臓器であり、化学物質、微生物、紫外線などからあなたの身を守るために休みなく働き続けています。**それだけに日々のダメージも大きく、放置すれば肌は劣化するばかり。手遅れになる前に対処しておかねばなりません。

といっても、現代の皮膚科学からすれば、スキンケアのためにすべきことは多くないのでご安心ください。美容の世界ではさまざまな新成分や技法が日々現れては消えていきますが、「本当に効果のあるスキンケアとは何か?」という問いについては、アメリカ皮膚科学会やヨーロッパ研究皮膚科学会といった一流機関のあいだで、ほぼすべての意見が一致しています。つまり、スキンケアについては、すでに「世界標準」と呼べる手法が確立しているのです。

たとえば、著名医学誌『Journal of Clinical Investigation』の編集者は、複数の先行研究と専門家へのインタビューをもとに、こうまとめました[84]。

**「最終的な結論はこうだ。日焼け止め、保湿剤、レチノイド(ビタミンAの誘導体。253ページで詳述)を使い、エステが言うことにまどわされないこと。民間療法で肌を痛めないこと。天然の成分だからと言って有効だと思わないこと。そして、化粧品会社の派手な宣伝や高価格の商品に誘惑されないこと。とても簡単だ」**

日中の紫外線を防ぎ、風呂上がりに肌の乾燥を抑え、レチノイドで肌のターンオーバーをうながす——。信頼度の高いデータをもとにせんじつめれば、スキンケアで本当に行う価値がある作業は〝この3つだけ〟。それ以外の高級化粧品や新たな美容成分にはこだわるな、というわけです。

CHAPTER7 美肌

極論めいた印象もありますが、その他の専門機関でも大筋の意見は変わらず、この考え方が世界標準と考えて差し支えありません。細かいところで異論はあれど、**日焼け止め、保湿、レチノイドこそスキンケアのビッグ3**と呼ぶべきでしょう。

ここでは、世界標準の手法に従ってスキンケアのビッグ3を押さえつつ、これに**「クレンジング」**もふくめた全4種のベストな実践法を見ていきます。「洗顔はどこまですべきか？」という問いについては専門家でも意見が分かれるものの、女性の場合は化粧を落とす必要があるため、クレンジングの知識は必須でしょう。

この4つから最善の知識さえ身につければ、スキンケアのルーチンはとてもシンプルになります。

- **朝＝クレンジング→保湿→日焼け止めの順番でケア**
- **夜＝クレンジング→保湿の順番でケア**

あとはたまにレチノイドを使っておけば、スキンケアは万全。もはや「あの新しい化粧水はどうなのか?」や「最新の美白クリームの効果は?」などと悩む必要はありません。実践法を見ていきましょう。

## レベル 1 保湿剤の達人になる

「保湿剤」の重要性については、あらためて強調するまでもありません。どの美容情報でも扱われるテーマですし、いまも定期的に新たな保湿成分が発表されては、その効果を競い合っています。

しかし、実際のところは、正しい保湿のために新しい成分を使う必要はありません。

### メソッド 62 「ワセリン」は保湿における基本中の基本

保湿についてはすでに皮膚科学の世界でコンセンサスが確立しており、まず大きな結論から言うと、次のひと言でまとめられます。

**・面倒なことを考えたくなければワセリンを選ぶべし**

お風呂から出て5分以内に少量のワセリン（大豆1個分ぐらいの量）を顔全体に塗れば、多くの人は問題ありません。

考えてみれば当然の話で、そもそも保湿剤によって肌の状態が改善するのは、**表面から浸透させた水分を油脂が閉じ込め、皮膚が乾くスピードが遅くなるからです**[85]。ほとんどのスキンケア商品が持つメリットは大半が保湿剤のおかげとも言えます。

要するに、肌をゆっくり乾かす能力があれば保湿に使う成分はなんでも問題なし。ミツロウやシアバターなど好きなものを選んでOKですが、**ワセリンは安価でアレルギー反応が起きにくく、香料や保存料をふくまないのが魅力です。**香料や保存料が悪いとは言わないものの、人によっては肌に合わないケースもあるため、ワセリンを使ったほうがいらぬトラブルに悩まずにすみます。

現時点でおすすめのワセリンは、**「プロペトピュアベール」または「サンホワイトP－1」**の2つ。どちらもネットや薬局で簡単に購入でき、不純物を限界まで取り除いた優良プロダクトです。保湿剤選びに迷ったら、まずどちらかを試してみてください。

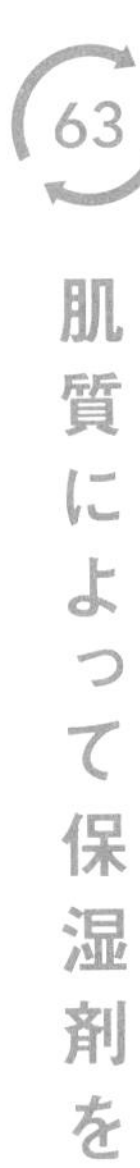

メソッド

## 63 肌質によって保湿剤を替える

とはいえ、ワセリンとて、決して万能ではありません。たとえば、ニキビ肌の場合は毛穴をふさいでアクネ菌を増やすかもしれませんし、ドライスキンに使えば十分な水分がないまま皮膚をふさぐだけになりますし、脂性の肌に塗ると脂ぎった外観になるかもしれません。そんなときは**肌質によって保湿剤を替えるべきです。**

あなたにとってベストな商品を選ぶために、前提として保湿剤が持つ基本の性質を見ておきましょう。保湿剤は、大きく3つの機能で肌を守ってくれます。

❶ **給水**：上皮細胞に水分を補給して、肌にみずみずしさを与える機能。水をふくんだス

ポンジを肌の上に置くようなイメージです。

❷ **密閉**：肌を完全に覆って、水分の蒸発を遅らせる機能。ワセリンが代表的な成分です。

❸ **軟化**：硬くなった肌を柔らかくして乾燥を改善し、皮膚のバリア機能を高める機能。食品添加物における乳化剤のような働きをします。

ひとくちに保湿剤といっても複数の機能があり、肌質によって使い分けるとスキンケアの効果はさらに高まります。それぞれの機能を代表する成分は235ページにまとめました。いずれもアメリカ皮膚科学会などが安全性を認めており、安心して使うことができます。

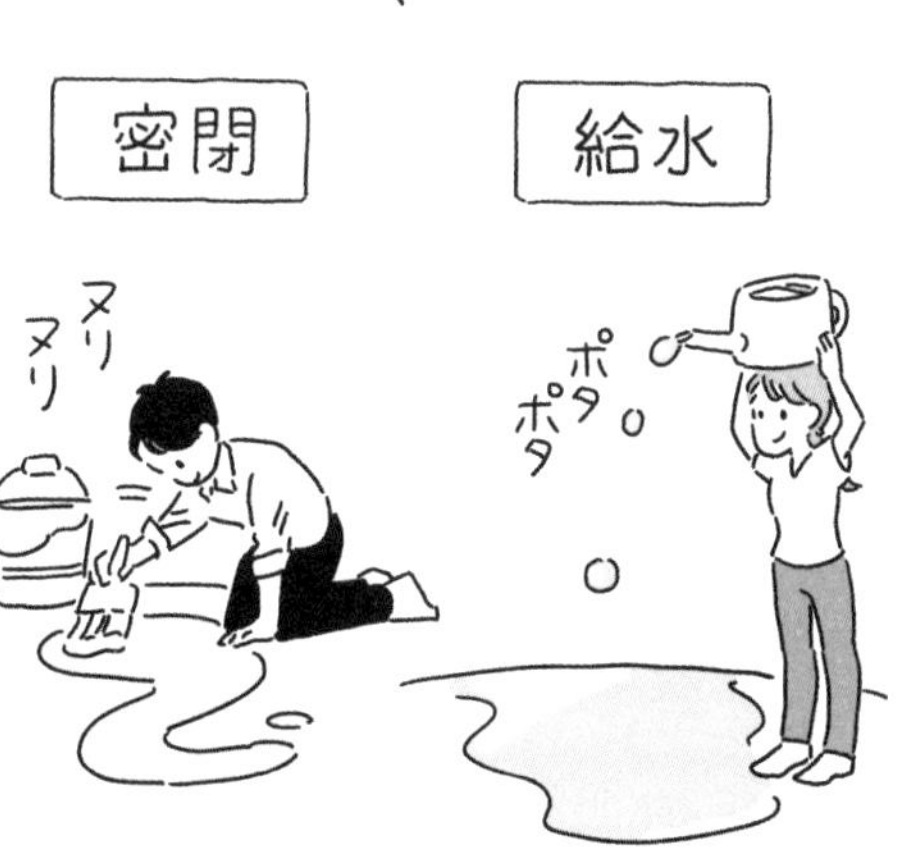

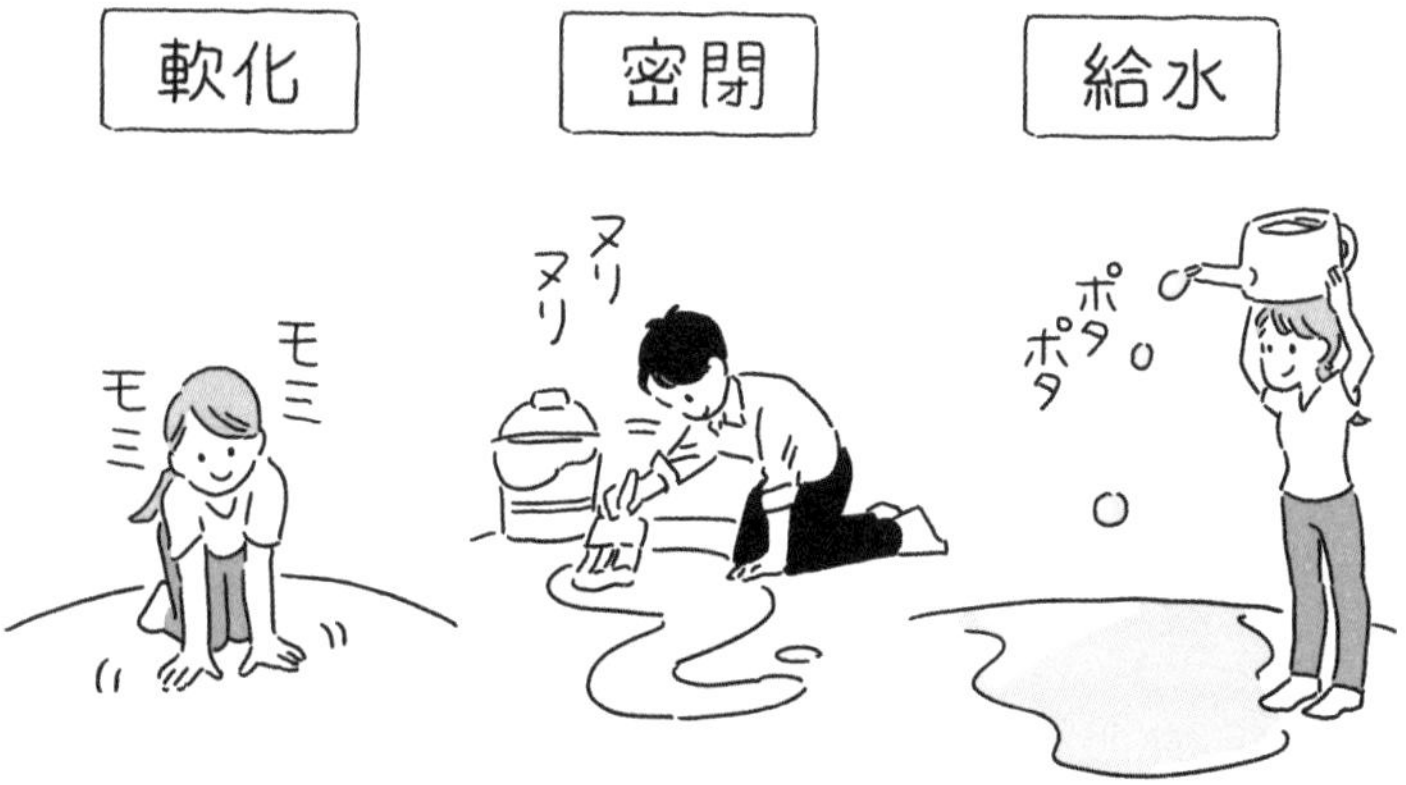

ここまでの話をもとに、肌タイプごとに最適な保湿剤を選ぶためのガイドラインを見ていきましょう。

**・ドライスキンの場合**

ドライスキンの人は、皮膚のひび割れ、赤い湿疹、古い皮の剥離などに悩まされがち。生まれつき皮脂が少ないタイプなので、**ドライスキンの人は「軟化」機能を重視してください。**たとえば、セラミドや植物オイルには割れた肌をスムーズにする働きがあります。まずは軟化系の成分で肌をスムーズにしておき、その上から密閉系でふさぐといいでしょう。ちなみに、ドライスキンは加齢によっても進むため、歳を取るほど軟化と密閉の機能が大事になっていきます。

**・脂性の場合**

脂性の人はもともと皮脂が多く、保湿剤を使うと肌のテカリが悪化しがちです。テクスチャーが重い密閉系の成分を使うとニキビや吹き出物の原因になるため、**さらっと使える給水系の成分を選びましょう**（ヘパリン類似物質やヒアルロン酸、またはローズヒップやグレープシードのようにリノール酸が豊富なオイルなど)。また、ドライスキンと脂性が混ざった混合肌の人は、ドライなエリアにのみ軟化と密閉系の成分を使ってください。

**・敏感肌の場合**

敏感肌とは、角質のバリア機能が弱くなったせいで刺激物が内側に入りやすくなった状態のこと。気温や湿度の変化で肌に異変が出たり、スキンケア系の商品でかゆみが起きるような人は敏感肌の可能性が大です。

この場合は肌バリアの保護を優先すべきなので、**セラミドやニコチン酸アミドといった低刺激の成分を使いましょう。**もちろん、できるだけ香料や保存料がふくまれていない商品を選んでください。

**・脱水肌の場合**

脱水肌は、皮膚の水分が少ないせいでシワが濃くなったり、どこか疲れた印象になった肌を意味します。ドライスキンのように皮脂不足で肌が乾くのではなく、シンプルに皮膚から水分が失われてしまった状態なので、脂性の人にも起こる可能性があります。

| 保湿剤の推奨成分リスト（機能別） | |
|---|---|
| 1.給水系 | ヘパリン類似物質　グリセリン　尿素<br>ヒアルロン酸　ヒアルロン酸ナトリウム<br>アルファヒドロキシ酸（グリコール酸、乳酸など）<br>アミノ酸（グリシンとかアルギニン、プロリンなど）<br>プロピレン、ブチレン、ペンチレングリコール<br>タンパク加水分解物（加水分解コラーゲンなど）<br>ソルビトール |
| 2.密閉系 | ワセリン　ミツロウ　シアバター　ココアバター<br>ジメチルポリシロキサン　ラノリン<br>マイクロクリスタリンワックス　ミネラルオイル<br>パラフィン<br>植物ワックス（キャンデリラワックス、カルナウバロウなど） |
| 3.軟化系 | セラミド　カプリル／カプリン酸グリセリル<br>コレステロール<br>脂肪族アルコール（セテアリルアルコールなど）<br>脂肪酸エステル（パルミチン酸イソステアリル、リシノレイン酸セチルなど）<br>水添ポリデセン<br>植物オイル（ココナッツオイル、ホホバオイル、アボカドオイルなど） |

※各成分は特定の働きだけをするわけではなく、「密閉」と「軟化」の機能をあわせ持つケースも存在します。あくまでおおまかな区分けとしてご参照ください。

## 保湿剤の推奨プロダクト

メソッド62で紹介したワセリンが肌に合わない人のために、その他の優秀な保湿剤もピックアップしておきます。ワセリンでトラブルが起きてしまう場合に試してみてください。

**CeraVe, PMフェイシャル保湿ローション**

セラミドとナイアシンアミドを配合したドライスキン向けの商品で、乾いた肌をほどよくソフトにしてくれます。

**F.A.B ウルトラリペアクリーム**

値段がやや高いのが難点ながら、セラミドとオートミール配合で、ドライスキンに使うと良いでしょう。

**マーカムHPローション**

給水の効果が高いヘパリン類似物質を使ったローションです。安価に脱水系の肌をケアできます。

**Leven Rose, 100% Pure & Organic Rosehip Oil**

リノレン酸が豊富なローズヒップオイルを使っており、脂性やニキビが出やすい肌の方におすすめです。

**ラ ロッシュ ポゼ トレリアン センシティブ**

フレグランスフリーの保湿剤で、敏感肌にお悩みの方に向いています。

肌が脱水しやすい人は、**「給水」機能を持った成分を積極的に取り入れてください**。給水機能を持った成分を最初に使い、その上から密閉系の成分でフタをするのがいいでしょう。

肌の脱水状態を調べるには、ほっぺたの皮膚を2〜3秒つまんでから指を離してみてください。肌がすぐ元にもどれば問題ありませんが、やや時間がかかるようなら脱水の疑いがあります。

## レベル2 日焼け止めを極める

日焼け止めの話に移りましょう。

紫外線が肌に与えるダメージはとても大きく、どのメディアでも日焼け止めは美容の柱として扱われます。そのとらえ方に嘘はなく、アメリカ皮膚科学会も**「日焼け止めはスキンケアの最重要ポイント」**と言い切り、肌の老化の8割が紫外線対策に左右される可能性を指摘しているほどです。

ただし、日焼け止めの利用法は思いのほか難しく、ちゃんと使わないと効果が半減することがよくあります。紫外線を防ぐための正しい塗り方、利用のタイミング、成分の選び方など、さまざまなポイントを押さえておかねば、せっかくのケアがむだになりかねません。世界標準の日焼け止めの使い方を紹介しましょう。

メソッド 64

## 肌に適した正しい成分を選ぶ

まずはあなたの肌に適した日焼け止めを選ぶ方法からチェックしていきます。いま日本で使われる日焼け止め成分はどれも安全性が高いものの、人によってはアレルギー症状や肌荒れが出てしまうケースもあるからです。

そこで前提知識として、はじめに日焼け止め成分の基本を押さえておきましょう。日焼け止め成分は「非オーガニック系」と「オーガニック系」の2つに分かれます。

・**非オーガニック**：酸化亜鉛と酸化チタンの2種類。アレルギー反応や肌荒れが出にくく光で劣化しづらいため効き目が長持ちしやすい。肌に白い跡が残るせいで塗りにくいのが難点。

・**オーガニック：**酸化亜鉛と酸化チタン以外のすべてがオーガニックに分類される。紫外線をブロックする作用が強く、肌に塗りやすいうえに定着率も高い。いくつかの成分は紫外線を吸収したあとで崩壊するため、効き目が低くなる。

まとめると、非オーガニック系は肌に優しい代わりに効き目が弱く、オーガニック系は肌が弱い人には向かない代わりに効果は高い傾向があります。どちらにも一長一短があるため、**敏感肌にお悩みの人などは、まずオーガニック系を試し、なんらかの問題が起きたら非オーガニック系に切り替えるといいかもしれません。**日焼け止めアレルギーはごく一般的な現象なので、肌が弱い人はくれぐれもご注意を[86]。

日焼け止め成分のさらにくわしい特性については、次ページの表にまとめました[87]。安全性と紫外線のブロック効果を天秤にかけ、バランスが良いものほど推奨レベルが高くなっています。気になる日焼け止めの成分表をチェックしつつ、「推奨度★★★」の成分が入ったものから試してみてください。

CHAPTER7 美肌

## 日焼け止め推奨成分リスト

| 推奨度★★★ | |
|---|---|
| ビスオクトリゾール | UVA1、UVA2、UVBのすべてをブロックし、光にも強い。 |
| ドロメトリゾール トリシロキサン | ロレアルの特許成分。<br>UVA1、UVA2、UVBのすべてをブロックする。 |
| 酸化亜鉛 | UVA1、UVA2、UVBのすべてをブロックし、肌荒れを起こさない。ただし、紫外線全体のブロック効果はそこそこで、塗りづらいのが欠点 |
| **推奨度★★** | |
| ベモトリジノール | UVAのブロック効果が高く、光に対する安定性も高い。ただしUVBのブロック効果は低い |
| ジエチルアミノヒドロキシベンゾイル安息香酸ヘキシル | UVAのブロック効果は高いがUVBのブロック効果が低い |
| エカムスル | UVAに強いがUVBには弱い |
| 酸化チタン | 肌荒れを起こしにくいが、UVAのブロック効果がやや低い。紫外線全体のブロック効果は酸化亜鉛よりも高い |

**推奨度★**

- アボベンゾン：UVAのブロック効果は高いが、光を吸収したあとの崩壊スピードが速い。UVに反応して活性酸素を生み、アレルギー反応が出るケースもある
- エンスリゾール：UVAのブロック効果は低い
- エンザカメン：UVAのブロック効果が低く、肌荒れを起こすこともある
- ホモサレート：UVAのブロック効果が低く、光で崩壊しやすい
- オクトクリレン：UVAのブロック効果が低く、肌荒れを起こすこともある
- オクチノキサート：UVAのブロック効果が低い
- サリチル酸エチルヘキシル：UVAのブロック効果が低く、光で崩壊しやすい
- オキシベンゾン：UVAのブロック効果が低く、肌荒れを起こすこともある
- パディメートO：UVAのブロック効果が低く、肌荒れを起こすこともある。光で崩壊しやすい
- PABA：UVAのブロック効果が低く、肌荒れを起こすこともある

余談ながら、ネットの美容サイトなどでは、「日焼け止めの成分が体内でホルモンバランスを乱す」や「日焼け止めは活性酸素を作り出す」などの主張をよく見かけます。オキシベンゾンが体内で癌の原因となり、紫外線に反応して生まれたフリーラジカルが肌を痛めつけるというのです。フリーラジカルとは、体内で作られる不安定な分子のことで、顔のシミやシワ、脳の劣化、アレルギーなどにつながります。

本当ならば実に恐ろしい話ですが、現時点では怖がる必要はありません。このような説が出る原因になったデータは動物実験や生体外研究（試験管などの中でヒトの皮膚を使って行う実験）のみであり、実際の日焼け止めで使われるよりもはるかに大量の成分を使っているからです。

ある試算によれば、**人間が毎日のように日焼け止めを使ったとしても、動物実験や生体外研究と同じレベルの成分が体内に入るまでは277年もかかるとのこと**[88]。心配するだけ損と言えます。

フリーラジカルへの懸念も同じで、ほぼ生体外研究しかないため、現実の世界には当てはめられません。**そもそも紫外線で肌の劣化が起きるのもフリーラジカルが原因なので、**

**日焼け止めから出る少量の活性酸素を怖がるより、日焼け自体の大きなダメージを心配すべきでしょう**[89]。

メソッド 65

# ティースプーン、3分の1から4分の1の分量を使う

日焼け止めはただ肌に塗れば良いものではなく、使い方によって効果が大きく変わることが示されています。アメリカ皮膚科学会の知見などをベースに、重要なポイントを押さえていきましょう[90]。

日焼け止めの使用量は**SPF（紫外線の防止効果）**に左右され、たとえばSPF25の日焼け止めを2㎖使った際の効果は、SPF50を1㎖使ったときの効果と同じぐらいになります。要するに使用量が多いほど効果も高くなるわけですが、いちいち計算するのはめんどうなので、顔に塗る際は1回につき1・25㎖を使うよう心がければ十分。**これはティースプーンの3分の1から4分の1ぐらいの分量です**[91]。また、紫外線は雲と窓を貫通するので、曇りの日や室内にいる場合も日焼け止めは使ってください。

メソッド 66

# 日焼け止めを重ね塗りする

**日焼け止めは陽の光を浴びる15〜20分前に使い、2時間おきに塗り直すのがベスト。**さらにおすすめしたいのは「重ね塗り」で、次のように行います。

**日焼け止めを塗る 3ステップ**

1 まず顔全体にできるだけ均等に塗り、薄い日焼け止めの層をつくる

1回目

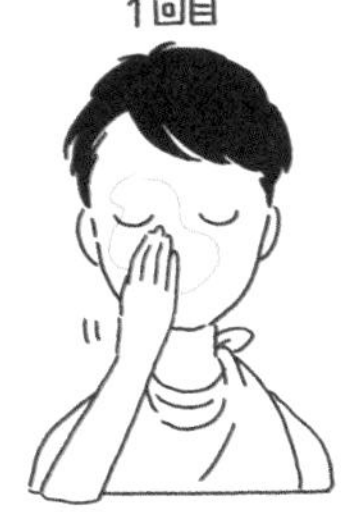

2 塗った日焼け止めの層が乾くのを待つ

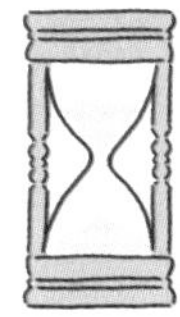

3 乾いた日焼け止めの層の上から、さらに同じ日焼け止めを均等に塗る

2回目

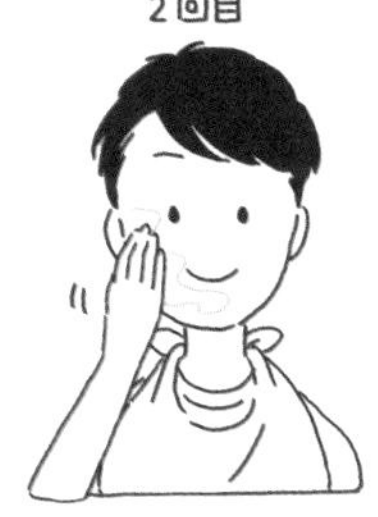

日焼け止めを2層にすると、**1回だけ厚めに塗ったときよりも紫外線を防ぐ効果が2・5倍も強くなります**。少し面倒な作業ですが、日射しが強い日にはぜひ使いたいテクニックです。

もっとも、ここで複数の成分を使うと、互いの効果を打ち消し合うこともあるので注意してください。たとえば、アボベンゾンは安定性が悪いため、オクチノキサート酸化亜鉛や酸化チタンといっしょに使うと効果が低くなります。重ね塗りをする際は、同じ成分を使いましょう。

メソッド 67

## SPFは高いものを選ぶのが無難

美容系メディアなどで、「SPFは意味がない」との説を目にしたことがある人は多いでしょう。SPF30と50は紫外線を防ぐ効果が少ししか変わらず、数値の大きな日焼け止めを選んでも意味はない、といった考え方です。

## 日焼け止めの推奨プロダクト

**ラ ロッシュ ポゼ アンテリオス XL フリュイド SPF50+**

オーガニック系の成分をメインに、脂性の肌に向けて作られた商品です。肌がベトつきがちな方に向いています。

**キャンメイク マーメイドスキンジェル UV 01**

値段がやや高いのが難点ながら、セラミドとオートミール配合で、ドライスキンに使うと良いでしょう。

**アネッサ エッセンスUV アクアブースター**

オーガニックと非オーガニック系のブレンドで、さらっと使える優良プロダクトです。

**Eltamd UV Physical SPF 41**

非オーガニック系ながら、白い線が出づらい日焼け止めです。オーガニック系で問題が出た際に使うといいでしょう。



話の出どころはデューク大学医学部が1997年に発表したデータで、紫外線のブロック率を調べたところ、SPF30と50の違いは1・3%しかありませんでした[92]。それならば、SPFが高かろうが低かろうが、「こまめに塗り直せば問題ない」と思うのが自然でしょう。

ところが、その後に、ドイツを代表する世界トップクラスの学術研究機関であるマックス・プランク研究所などから「SPF無意味説」への反対論が出たことは意外と知られていません[93]。FDA（米国食品医薬品局）はブロック率にばかり注目して、紫外線が肌を通過する量を考慮に入れていないというのです。

確かに紫外線を防ぐ割合も大事ですが、言われてみれば有害な光線が実際にどれぐらい肌に届いているかのほうが重要でしょう。この観点からチームが分析を行ったところ、皮膚を赤くするレベルの紫外線の通過量は、それぞれSPF15＝6・7％、SPF30＝3・3％、SPF50＝2・0％でした。通過量で見ると、やはりSPFには意味があるようです。

NYUランゴンメディカルセンターが行ったテストでも、SPF50とSPF100の日焼け止めを半分ずつ使った被験者のうち、55・3％はSPF50を塗ったほうが日焼けが進んだと報告されています[94]。決定的な証拠とまでは言えませんが、**やはりSPFは高い商品を選ぶほうが無難でしょう**（最低でもSPF30以上）。

日焼け止めの推奨プロダクトも前ページに挙げました。肌トラブルが起きにくくテクスチャーが良いものを中心に選んだので、商品選びに悩んでいる人はお試しください。

レベル

# クレンジングを攻略する

クレンジングはスキンケアルーチンの第一歩。メイク落としに使うだけでなく、**余分な皮脂や死んだ細胞を取り除き、若々しい見た目を保つためにも欠かせません。**

しかし、その一方で、クレンジングはもっとも肌へのダメージが大きいプロセスでもあります。クレンザーに使われる界面活性剤は肌の汚れを取り除く力が強いだけに、天然保湿因子（NMF）のように大事で必要な成分も落としてしまうからです。間違ったクレンザーを使い続ければ、肌の乾燥が進みかねません。

つまり、**良いクレンザーとは、肌の刺激が限界まで少ないと同時に、メイクや日焼け止めを落とせる機能性を兼ね備える必要があります。**ポイントを見ていきましょう。

CHAPTER7 美肌

メソッド 68

## クレンザーは、pHレベルで選ぶ

**クレンザー選びで重要なのはpH（酸性・アルカリ性の程度）です。**人間の肌は弱酸性でないとうまく機能しないため、アルカリ性の成分を使うと皮膚の修復システムが乱れ、肌荒れが起きる原因になります。

クレンザーは、必ずpH5以下の商品を選んでください。pHの数値が明記されたものを選ぶか、お気に入りの商品をpH試験紙でチェックするといいでしょう（試験紙はネットショップで購入可）。それが面倒な場合は、251ページの推奨プロダクトを参考にしてください。

メソッド 69

## 低刺激な成分で選ぶ

商品のpHを調べるのが難しいときは、成分の名前で選ぶのも手です。肌へのダメージが

**肌へのダメージが少ないクレンザーの成分**

- **ラウレス硫酸na**
（コカミドプロピルベタインと一緒に使うとさらに低刺激になる）
- **ココイルイセチオン酸Na**
- **コハク酸系**
（スルホコハク酸ラウレス2Naなど）
- **サルコシン系**（ココイルサルコシンNaなど）
- **グルコシド系**
- **ベタイン系**
- **ココナッツベースの界面活性剤**
（ココアンホ酢酸Naなど）

少ない成分には上に挙げたようなものがあります。

また、**界面活性剤は複数の成分を混ぜたほうが刺激が低くなる**ため、このリストから2～3種類を使った商品を選ぶのがおすすめです。それに加えて、ステアリン酸やミネラルオイル、グリセリン、ソルビトールなどの保湿成分（235ページ参照）をふくむクレンザーは、より肌へのダメージがやわらぎます。こちらも商品選びの基準にしてください。

メソッド 70

## 洗い終わりの肌感覚で選ぶ

あなたに合ったクレンザーを選ぶためには、洗い終わりの肌感覚も重要です。洗い終わりに肌荒れやかゆみが起きる商品は論外として、**注意したいのは「引き締まった感」が強いクレンザー**です。洗い上がりのサッパリ感や、軽く肌が突っ張ったような感覚は、なんとなく良いもののように感じがちですが、実際には洗いすぎで大事な皮脂まで落ちた可能性が大。よりマイルドなクレンザーに切り替えたほうが良いかもしれません。

サッパリ感がない商品でも、肌は十分きれいに洗えます。洗い終わりに濡れたコットンパッドで軽く肌をぬぐい、なんの汚れもついていなければ洗浄力は問題なし。それ以上強いクレンザーを使う必要はありません。

もしここで洗い残しが見つかった場合でも、急に強いクレンザーに切り替えないでください。**強いクレンザーを1回使うよりも、刺激が弱いものを2回使ったほうが肌へのダメージは減ります。**

メソッド 71

## クレンジング・チェックリスト

その他、クレンジングに関する大事なポイントをまとめておくので、こちらも合わせて

## クレンザーの推奨プロダクト

| CeraVe, Foaming Facial Cleanser |
|---|
| セラミドをふくむジェル系クレンザーで、ノーマル肌か脂性の肌の人に最適です。 |
| **Cosrx, Low pH Good Morning Gel Cleanser** |
| フレグランスフリーで肌当たりがマイルドで、脱水系の肌に向いています。 |
| **ラ ロッシュ ポゼ トレリアン フォーミングクレンザー** |
| 刺激がマイルドなクレンザーで、ドライスキンか敏感肌の方におすすめです。 |
| **QV Face Gentle Cleanser** |
| オイルが豊富なクレンザーで、ドライスキンか脱水系に使うといいでしょう。 |
| **Neutrogena, メイクアップリムーバー** |
| 肌への刺激が低く、比較的安く手に入る優秀なワイプ系リムーバーです。 |



注意してください。

- **お湯は使わない**：温水は肌バリアを一時的に壊すため、界面活性剤が肌の復旧を阻害しやすくなります。クレンジングにはぬるま湯を使ってください
- **クレンジングツールは使わない**：クレンジング用のブラシやパッド、メイク落とし布は皮膚へのダメージが大きいうえに、定期的に管理しないと雑菌の温床になります。界面活性剤を使うほうが無難でしょう
- **クレンザーの形式にはこだわらない**：固形、液体、泡など、クレンザーのタイプが変わっても機能には違いが出ま

せん

・**スクラブ系は常用しない**：スクラブ系のクレンザーは死んだ細胞を落とすには効果的ですが、そのぶん肌のダメージは大きくなります。利用は最大でも週1回以下にとどめ、常用はやめましょう

・**ドライスキンにはオイルを使う**：ドライスキンの人は、クレンジングミルクやクリームクレンザーのようにオイルを補充できる商品を選ぶと、肌トラブルが起きにくくなります。もちろんオイルクレンジングを使うのもありです

・**脱水肌や敏感肌にはモイスチャー入りを使う**：脱水肌や敏感肌の人は、刺激が強い成分を避けるのはもちろん、グリセリンやソルビトールなどの給水成分が入った商品を選ぶと、問題を避けやすいでしょう

ここまでの条件をクリアした推奨プロダクトを前ページに紹介しておきます。いずれもpH値が低めで良質な保湿成分をふくんでおり、肌へのダメージを減らしたい人には最適です。

レベル 4

## ターンオーバーをうながす

世界標準のスキンケアテクニックとして、最後に推奨されるのがレチノールです。**ビタミンAの誘導体として働く成分で、アンチエイジング作用については、すでに数十年におよぶ研究の蓄積があります**[95]。

確認されているメリットは、次のとおりです。

- **シワを減らす**
- **肌の色素沈着を減らす**（シミなど）
- **ニキビを落ち着かせる**
- **皮膚のコラーゲンを増やし、表皮を厚くする**
- **角質層を改善して若々しい肌にする**

なんとも魅力的な効果ばかりですが、これはレチノールに肌のターンオーバーをうながす作用があるからです。「ターンオーバー」とは**肌の生まれ変わりのことで、レチノールによってターンオーバーが通常より速く進むおかげで、色素が沈着しづらくなり、美白や小ジワの改善につながっていくわけです。**怪しい商品が多い美容の世界において、保湿剤や日焼け止めと並んで効果が確立された数少ない成分と言えるでしょう。ただし、効果が大きいものは副作用も大きいのが世の常。レチノールも例外ではなく、臨床テストで次のトラブルが確認されています。

- **肌への刺激が強いため、ヒリヒリ感や火傷のような状態になりやすい**
- **ターンオーバーがいきすぎて、カサカサした肌になる可能性がある**
- **肌が弱い人の場合は赤みが残ってしまうこともある**

これらの副作用はおよそ85〜90%の人に発生し、うまく使わないと肌にダメージを与えただけに終わりかねません。上手につき合うには、いくつかのポイントを守る必要があります。ご紹介しましょう。

メソッド 72

## レチノールは、濃度が0・3%のものから試す

レチノールが入ったクリームや美容液を選ぶ際は、**低濃度な商品から試して肌に赤みや乾燥が出ないかどうかをチェックしてください**。筆者の場合は、1%の商品（Life-flo社のレチノールA）でも肌の剥離が起きたため、いまはDermaroller社のレチネーター0・3%を使っています。

0・3%でも問題が起きてしまうときは、皮膚科で0・05%レベルのトレチノイン（レチノールの類似物）を処方してもらうのも手です。とにかく肌に異変が出たままレチノールを使い続けるのは止めておきましょう。

メソッド 73

## グリンピースの半分ぐらいの使用量で様子を見る

当然ながら、レチノールの使用量が増えるほど副作用も大きくなります。肌が弱い人はグリンピースの半分ぐらいの量から使い始め、なにも起きなければ1～2日の休憩をはさみながら少しずつ増やしていきましょう。シワや色素沈着の予防が目的なら、3～4日おきぐらいのペースで使えば十分です。

メソッド 74

## タイムラグを意識して使う

レチノールの変化はすぐには現れず、効果が確認できるまで24～48時間のタイムラグがあります。レチノールを塗って数時間で副作用が出なかったとしても、すぐには喜ばずに2日ほど様子を見てください。

メソッド 75

## ベースにオイルを使う

レチノールを使うときは、事前にオイルを塗っておきましょう。オイルのおかげで成分が肌に少しずつ取り込まれ、副作用が出にくくなります。使用するオイルはホホバでもワセリンでもなんでも構いません。使い慣れたものを使ってください。

メソッド 76

## 濡れた肌には使わない

濡れた肌にレチノールを使うと、成分が浸透しすぎることがあります。洗顔のあとで肌にオイルを塗り、20～30分ぐらい待ってから使うのがベストです。

メソッド 77

## 30分で洗い流す

レチノールを肌につけたまま一晩を過ごしても問題が出ない人もいますが、**通常は塗ってから30分で洗い流すほうがいいでしょう。**トレチノインを30分だけ使った場合と、塗り

CHAPTER7 美肌

っぱなしで放置した場合を比べた先行研究でも、ニキビ肌への効果は同じだったと報告されています[96]。「長時間使えば良い」というものではないので、さっと洗い流して肌の刺激を抑えたほうが無難です。

メソッド

## 78 日焼け止めは必ず使う

レチノールを使った肌は皮膚が敏感になりやすいため、いつもより日焼け止めが重要になります。日焼け止めの重ね塗り（２４３ページ）を使い、紫外線対策を万全にしておいてください。

まとめると、レチノールの使用ポイントはこうなります。

**❶ 洗顔後にオイルを塗って数分ほどおく**

**❷ 肌から水分が飛んだら、グリンピースの半分ぐらいのクリームを均一に塗る**

❸ **とりあえず2〜3日はおいて異変が出ないか様子を見る**

❹ **何も問題がなければ、①肌に直接使う、②レチノールの量を増やす、③塗布のタイミングを縮める、以上のいずれかを選び、再び副作用が出ないかどうかを確かめる**

この作業のくり返しで、あなたにとって最適な量を探るのが基本です。**うまく使えばレチノールほど強力なアンチエイジングアイテムは他にないため、ぜひベストな量を見つけてください。**

CHAPTER7 美肌

CHAPTER 8

# 脱洗脳
## ――見た目が若い人の心の持ちようとは？

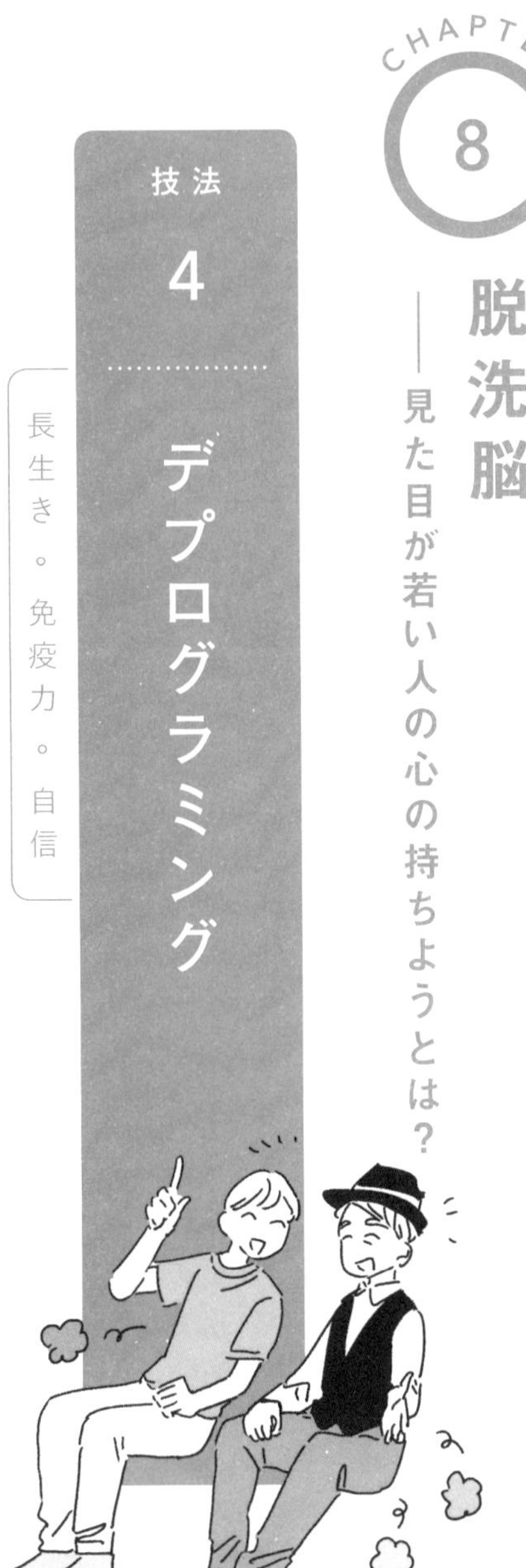

技法 4

### デプログラミング

長生き。免疫力。自信

**「幸福な人ほど長生きする（Happy people live longer.）」**

アンチエイジング科学の世界には、昔からこんな格言があります。

楽観的で人生に前向きな人ほど若々しい見た目を保ち続け、病気にもかかりにくく、健康なまま長生きできる……。そんな考え方をシンプルにまとめたものです。

楽観的な人ほど寿命が長いことはいくつもの調査で認められた事実で、ハーバード大学が7万21人の健康データを分析した研究が有名でしょう[97]。研究チームは、「先行きが不透明でも未来は良くなると思えるか？」などの質問で被験者の楽観レベルを調査し、そこから約8年の追跡で全体の死亡リスクとの比較を実行。結果は驚くべきもので、**楽観的な人は、悲観的な人より生存率が29％高く、癌の発症リスクは16％低く、52％も感染症にかかりにくい傾向がありました。**

ハーバード大学などが7万1720人を調べた類似研究でも、**楽観的な人は悲観的な人より50～70％長生きだと報告されており、楽観思考のメリットはほぼ間違いありません**[98]。

幸福な人ほど若々しい理由ははっきりしないものの、研究者の多くは3つのポイントを重視しています。

**❶幸福感が高いと活動的になり、無意識のうちに運動量が上がる**

**❷楽観的な人は、不幸が起きてもすぐに復帰できる**

**❸楽観性によりストレスが減り、免疫システムが改善される**

楽観思考がライフスタイルを自然に整え、さらには日々のストレスも癒やしてくれるおかげで、生物学的な機能にまで良い影響が出るわけです。

確かに過去や未来を延々と悩み続けるよりは、**根拠がなくとも「未来は明るい」と思い込める人のほうが人生のストレスは少なく、それだけ肉体のダメージも減るでしょう。**

若いから幸福になるのではなく、**幸福だからこそ若くなる。**これが現時点における科学の結論です。

## 「エイジズム」が現代人を老けさせている

いくら「楽観性が大事だ」と言われても、つい抵抗感を抱いてしまう人は多いかもしれません。

仕事や家庭でミスをすれば誰でも落ち込むものですし、そう簡単に気分を変えられるなら誰も苦労しません。長年ネガティブ思考で暮らしてきたような人の場合は、楽観的になった自分の姿など想像もつかないケースが普通です。

さらに問題なのは、現代社会に特有の **「エイジズム」** でしょう。簡単に言えば「老化に対するネガティブな印象」を意味する言葉で、「高齢者は社会的な弱者」「歳を取ると体中にガタがくる」「老けた人は頑固だ」といった否定的なイメージはすべてエイジズムの一種。世間が老人を弱者として見るケースだけではなく、高齢者自身が「私はもう老いぼれだ……」などと自己を卑下したり、反対に周囲がお年寄りを過保護に扱ってしまうようなパターンもふくまれます。

たんなるイメージの問題とあなどるなかれ、加齢に対する印象の良し悪しは、あなたの若さと寿命を左右するインパクトを持ちます。

イェール大学が4765人の男女を追跡した研究を見てみましょう[99]。研究チームは被験者を4年にわたって追いかけ、どんなに歳を重ねても認知症を発症しにくい人たちの特徴を調べました。その結果について、チームはこう言います。

**「老化に対する考え方がポジティブな人は認知症のリスクが下がりやすい。ポジティブな**

CHAPTER8 脱洗脳

**思考がストレスをやわらげ、認知症の防御壁のような働きをするのだろう。この結果はエイジズムに立ち向かうことの重要さを示している」**

具体的な数値を挙げると、加齢について「経験が豊富」や「思慮深い」といった前向きなイメージを持つ人は、49・8%も認知症の発症率が低い傾向がありました。この数字は、食習慣や運動の改善効果に匹敵するレベルです。

エイジズムの危険性を示したデータはほかにも多く、2002年の類似調査でも、加齢にポジティブな高齢者はそうでないグループより7・5年も長生きだったとのこと[100]。参加者の裕福さや過去の病歴にかかわらず、加齢にポジティブな態度を持つ人は、寿命が延びやすいようです。

## 長寿エリアにはエイジズムが少ない

イタリアのカリアリ大学がサルデーニャ島に住む100歳以上の老人を調べた研究でも、おもしろい結果が得られています[101]。研究チームは同島で暮らす住民に各自のライフスタイルを尋ね、日々の幸福度や人生への考え方も合わせてチェック。そこで見つかった最重要ポイントは、次のようなものでした。

**「サルデーニャ島では、老人を厄介者とみなさないどころか、貴重な知識を伝えてくれる媒介者としてとらえる。老人はコミュニティを形作る重要なリソースのひとつなのだ。同時に、肉親や隣人は積極的に老人にコミットし、毎日のように若者と触れ合うチャンスを作ろうとする」**

サルデーニャ島にはエイジズムがほとんど存在せず、**歳を重ねても家族の中心的な存在として尊敬を受け続けます**。これこそ、世界でも有数の長寿エリアを作り出した要因のひとつだというわけです。

事実、人口統計学の調査を見ても、サルデーニャ島の生活は決して裕福ではなく、他の地域より優れた医療も存在せず、住人たちが生まれつき有利な遺伝子を受け継いでいるわけでもありません。豊かな自然や地中海食などのアドバンテージのほかに、加齢をネガティブにとらえない風土が老人たちの長寿を支えているのでしょう。

とはいえ、あなたの思考は長年の暮らしで染みついた「生活習慣病」のようなものであり、急に「老化についてポジティブなイメージを持て」と言われたところで、簡単には変えられません。特に現代では、「老い」をネガティブにとらえたニュースやイメージが氾濫し、それらのプレッシャーに立ち向かうだけでも一苦労です。

そこで本パートの最終チャプターでは、**「デプログラミング（脱洗脳）」**と題して、あなたの脳にすり込まれた老化の悪印象をやわらげる作業を行います。脳をエイジズムから解き放ち、楽観力を高める大事なステップです。自分のなかのエイジズムに注意を払いつつ、楽しみながら取り組んでください。

## レベル 1 外見チェックを減らす

街中にあるトイレの鏡で肌の調子を確認したり、窓に映り込んだ自分の姿を見て髪型を整えたり、スマホのインカメラを手鏡に使ったりと、さほど意識せずに自らの外見をチェックする人は少なくないでしょう。現代ではごく平凡な光景ですが、実はこれらの行動は、あなたのメンタルを損なう可能性があります。

メソッド 79

## 鏡を見る回数を減らす

「デプログラミング（脱洗脳）」で最初に身につけたいのが、「鏡を見る回数を減らす」という習慣です。

フロリダ大学などが、かつておもしろい実験を行いました[102]。84人の女子大学生を集め、その半数にだけ「外見チェックの回数を減らしてください」と指示し、2週間でどのような変化が出るのかを調べたのです。

研究で使われた「外見チェック」の定義には、「鏡で自分の姿を確かめる」だけでなく次の行動もふくまれます。

- **友人に「今日の服は似合ってると思う？」と尋ねる**
- **自分の体の嫌いなところをファッションで隠す**

・自分の見た目の若さを他人と比べて喜ぶ、または悲しむ
・ひんぱんにメイクや髪型を直す

いずれの行為も、多くの人が無意識に行うものばかりではないでしょうか？　研究チームは、これらの「外見チェック」が、知らないうちに私たちの幸福度を下げていると考えたわけです。

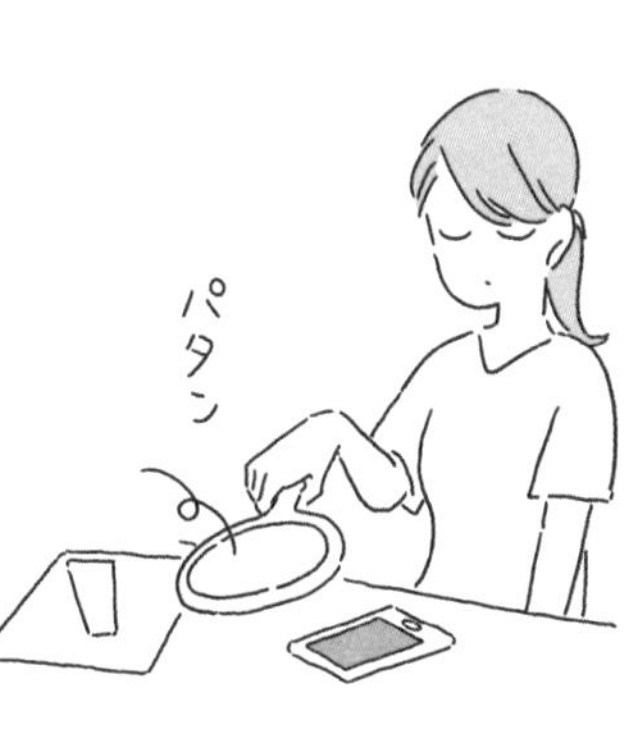


果たして結果は予想どおりで、**「外見チェック」を制限したグループは自分の体への不満や老化のマイナスイメージが大きく減り、逆に自尊心は増加していました。**研究としてはまだ初歩の段階ですが、いつも自分の外見を気にしていたら、少しずつ不満がたまっていくだろうことは容易に想像がつきます。

心当たりがある方は、自分の見た目や若さを確かめてしまう回数を、できるだけ減らしてみてください。**スマホのリマインダーアプリなどへ、「外見チェックをしない」と登録しておくといいでしょう。**

レベル

# SNS断食

近年、社会学などで「エイジズムの温床」と指摘され始めたのがSNSです。InstagramやFacebookに日々アップされる有名人やセレブの写真が、私たちに「老い」へのネガティブなイメージをすり込み、見た目について否定的な印象を植えつけている傾向を示したデータが増えてきたからです。

なかでも精度が高いのは、フリンダース大学が20の先行研究を分析した系統的レビューでしょう[103]。SNSの悪影響に関する大量のデータをまとめて大きな結論を出しており、信頼性が高い内容です。

要点を抜き出すと、第一にSNSの利用には、自分の体への不満や鬱症状と正の相関がありました。SNSを使う時間が長くなるほど、「私の見た目は他人よりも劣っている」や「自分は老けている」などの劣等感が増し、メンタルを病んでいくわけです。

第二に、写真や動画がメインのＳＮＳが劣等感を生みやすい事実も確認されました。インフルエンサーのシミひとつない加工写真、つるっとした肌で美魔女ぶりをアピールする有名人など、現実とかけ離れた画像に何度も接するうちに脳内のイメージが歪み、心身にダメージを与えるようです。

メソッド 80

# Instagramの使用を控える

イギリスの王立公衆衛生協会が約１５００人の男女を対象した調査でも、**「FacebookやTwitterよりInstagramのほうが見た目への不満を悪化させやすい」**と結論し、写真ベースのＳＮＳの悪影響に注意をうながしています[104]。いたずらに自分の見た目を嫌いにならないように、定期的にInstagramやFacebookの使用を控える「ＳＮＳ断食」を行うべきでしょう。

といっても、ＳＮＳの研究はまだ日が浅いため、どれだけ使用を控えるべきかの明確な基準はありません。そこで、ここではいま手に入る最良のデータを参考に、とりあえずのガイドラインを定めてみましょう。

・**デジタル機器の使用は1日1時間まで：**いくつかのデータでは、スマホの利用が1日1時間を超えたあたりから、メンタルへの悪影響が出ると報告されています[105、106]。いずれもSNSだけを対象にしたデータではないので注意が必要ですが、まずはこの時間を目安にしてみてください。

・**定期的に1週間のSNS断食を行う：**ハピネス・リサーチ・インスティテュートが行った調査によれば、1週間だけSNSの利用を完全に止めた被験者は、幸福度が18％上がっています[107]。こちらもまだ初歩的な研究なので断言はできないものの、試しに月に1回のペースで1週間のSNS断食を行い、あなたのメンタルに変化が出ないかどうかを確かめてみるといいでし

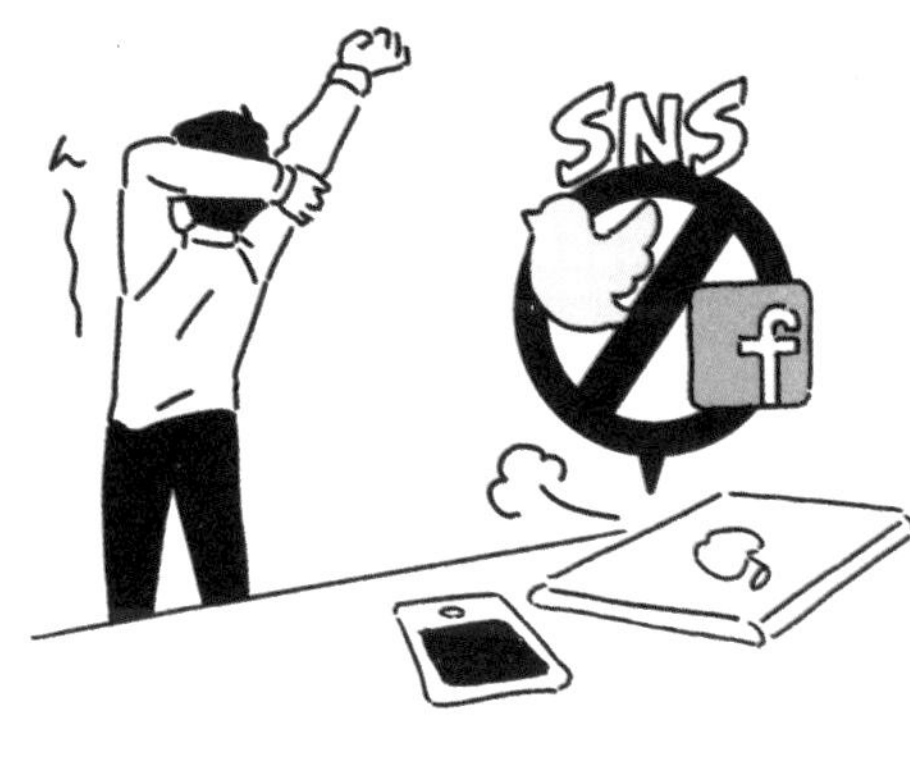

ょう。SNSは決して悪玉ではありませんが、FacebookやInstagramにより多くの人が外見への劣等感をこじらせているのは事実です。いまの段階では、意図的に距離を取って使うようにしてください。

## レベル 3 「若作り」をする

「若作り」というとネガティブな印象もありますが、ことアンチエイジングに関しては話が別。**若々しいファッションには、あなたの精神だけでなく肉体をも若返らせる効果があるからです。**

その効果を実証したのはハーバード大学の研究チームで、50～200人の男女に5つの実験を行い「若作り」が老化に与える影響を調べました[108]。

その結果まずわかったのが、**髪型や髪の色を変えただけで、私たちは気分が上がるだけでなく、体調にも良い変化が起きるという事実でした。**髪型を若いスタイルに変えた女性は、みな一様に血圧が下がり、体がリラックス状態に切り替わったのです。

この実験がおもしろいのは、ヘアスタイルを変えた被験者の顔写真を加工し、髪の部分は切り取って第三者に魅力度を採点させても、「以前より見た目が若くなった」という評価を受けたところです。つまり、「新しい髪型」という重要な情報を取り去り、表情や肌だけでも、他人に若い印象を与えることができたわけです。実に若作りの効果はあなどれません。

ハーバードのチームは過去にも似た実験を行っており、70〜80代の男女に20年前に流行した服を着せ、さらにはその当時の映画や音楽を鑑賞するように指示したところ、**1週間で脳の処理能力が上がり、全身の炎症レベルが下がり、運動機能にも改善が見られたといいます**[109]。

ほかにも気持ちの若さと老化の相関を示したデータは多く、こんな現象が確認されています。

・「自分は老けている」という気持ちが強い人は、そうでない人に比べて死亡率が41％高く、実年齢より平均で5歳老けて見られる[110]

・実年齢より自分は歳だと感じている人は、その後の2〜10年であらゆる病気にかかる確

率が10～25％上がる[111]

・毛髪が薄い男性は、髪がある男性に比べて若々しい気持ちを失いやすいため、老化の兆候が早く見られるうえに、前立腺がんや心臓病の発症率も高い

・自分を若いと思える人は自己効力感が高く、会社でのパフォーマンスも良い傾向があった[112]

これらのデータはすべて観察研究なので、必ずしも「若いと思うから長生きする」ことを証明したわけではありません。その点で解釈には注意が必要ですが、多くの老化研究者が、「気持ちの若さ」が心と体の老いを食い止めると指摘しているのは事実です。

おそらく、**自分を若いと思える人はセルフケアに熱心で、暮らしのストレスも低いのでしょう**。アンチエイジングのとっかかりとして、まずは「若作り」から手をつけてみるのも悪くありません。

メソッド 81

# 同年代の着こなしを手本にする

いかに「若作り」のメリットが大きくとも、実年齢からかけ離れた服装や、流行を意識しすぎた髪型に手を出すのも問題でしょう。若作りに挑んだ結果として、周囲にも違和感を与えてしまうようでは逆効果になりかねません。

そこで多くの心理学者が推奨するのが、「同年代で着こなしが良い人を手本にする」という考え方です。

同年代を探してみれば、ひとりやふたりは必ず洗練されたヘアスタイルやファッションの人が見つかるでしょう。有名人でも同僚でも誰でもいい

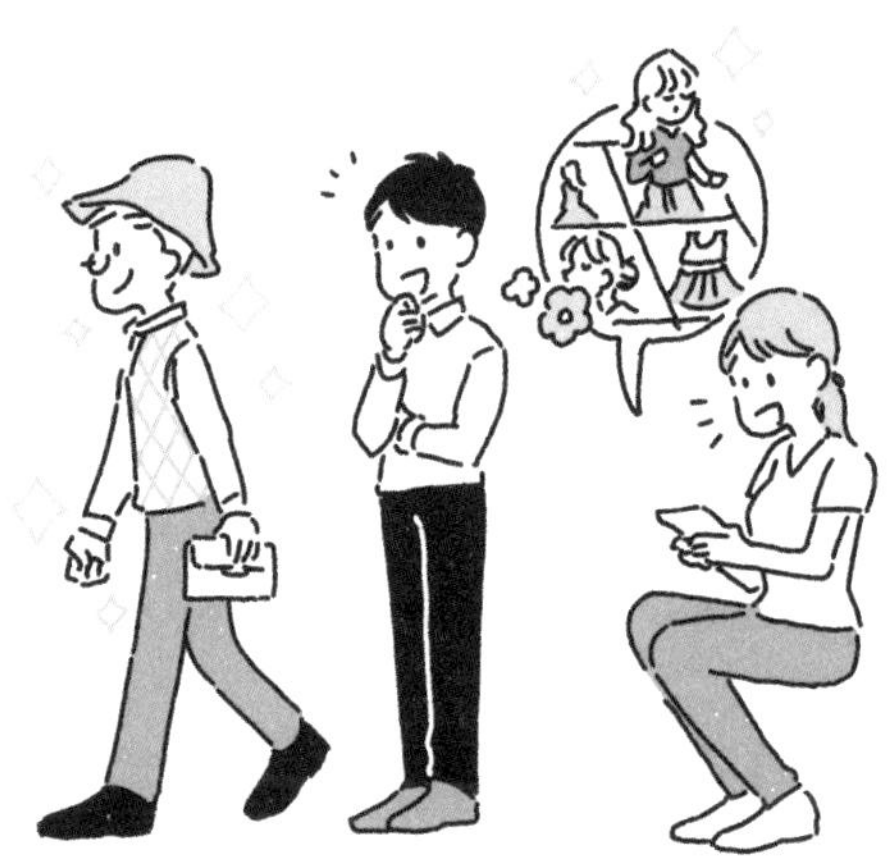

CHAPTER8 脱洗脳

ので、そんな人たちの見た目をできるだけ真似してください。いつもの服や髪型を少し変えるだけでも気分は大きく変わり、その変化が心身を実際に若返らせるはずです。

## レベル 4 マインドボディ・ワーク

マインドボディ・ワークは、体を動かしながらメンタルもケアする技法のこと。「ヨガ」や「太極拳」が代表例で、どちらもゆっくりと動きながら深い呼吸や集中力のコントロールを行い、精神の安定を図るところが共通点です。

### メソッド 82 「ヨガ」や「太極拳」をする

この種のエクササイズは昔からメンタルの改善効果の高さが知られており、フロリダ・アトランティック大学による32件のレビューでは、ほぼすべての文献で**「ヨガや太極拳は**

**抑うつや不安を減らす」**と結論づけています[113]。

さらに近年では、**マインドボディ・ワークが、エイジズムをやわらげるのに有効との知見も出てきました。**たとえば2018年の研究では、最低でも1年以上のヨガ歴を持つ男女にインタビューを行ったところ、全体の83%にボディイメージの改善効果が見られたと回答[114]。女性の被験者を10週間のヨガコースに参加させたテストでも、終了後には身体への満足度の改善が見られました[115]。大半の参加者は、ヨガを続けるうちに自身の体の欠点を受け入れ、他人の若さや美しさをうらやむケースがなくなったようです。

このような効果について、大半の研究者は**「ヨガのおかげで自分の外見への理解が深まったのが原因だろう」**と考えています。ヨガのポーズを正しく取るためには、

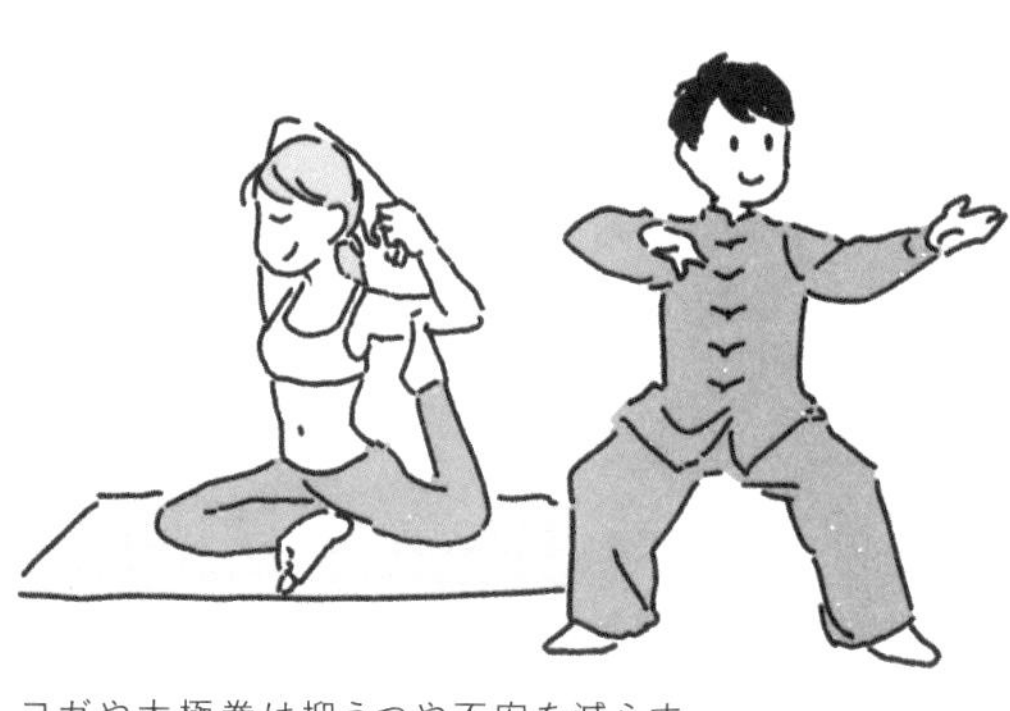

ヨガや太極拳は抑うつや不安を減らす

じっくりと動きながら、くり返し自身の肉体を観察せねばなりません。すると、作業を続けるうちに**身体に関する正確な情報が脳に送り込まれ、結果的にSNSやメディアのせいで歪んだボディイメージが改善するわけです。**

その意味では、自分の身体をじっくり見つめるタイプのエクササイズであれば、どのようなものでも似た効果は得られると思われます。もっとも検証データが多いのはヨガですが、ピラティスや合気道、ボディスキャン瞑想（215ページ参照）を試してみるのもいいでしょう。

実践する際は、ヨガや瞑想のクラスに行くのも良いですが、動画サイトなどにアップされたガイド動画を見つつ自宅で行えば十分です。まずは1日15～30分を目安に2週間ほど行い、あなたのボディイメージが改善したかどうかを確かめてください。

## レベル 5 ポジティブ・ボディイメージ

「ポジティブ・ボディイメージ」は、マーストリヒト大学の心理学チームが考案したメンタル改善の技法で、おもに女性を対象にした実験で、自分の外見への否定的なイメージを改善する効果が示されています[116]。「ボディイメージ」はここまでも何度か出てきた単語ですが、あらためてその重要性を説明しておきましょう。

ボディイメージは**「自分の見た目をどう考えているか？」を表す心理学用語**で、「私は太りすぎだ……」や「シワが増えたな……」といった感覚に悩んだり、体型改善のために過度のダイエットをしたりと、そのような行動が多い人は「ボディイメージが悪い」とみなされます。多かれ少なかれ現代では誰もが抱える問題でしょう。

その悪影響はとても大きく、放置すると次のような複数の問題が起きます。

- **太りやすくなる**：約4000人を調べたフロリダ州立大学の研究によれば、自分の見た目を嫌う人は4年後に体重が増える確率が2・5倍にもなりました[117]。理由は明確でないものの、否定的なボディイメージのせいでストレスホルモンが増え、食べすぎが引き起こされたのが原因と考えられます。
- **困難に弱くなる**：自分の見た目の嫌なところを受容できない被験者は日々のトラブルに

弱く、摂食障害が起きやすかったとの報告も存在します[118]。逆に見た目の欠点にＯＫが出せる人は、人生の困難に強く、楽観的な傾向がありました。

自分の外見を嫌になってしまうレベルでなくとも、無意識の外見チェックや自撮り写真の加工などは、多くの人に心当たりがあるはずです。事態がこじれる前に「ポジティブ・ボディイメージ」を実践して、定期的なメンテナンスをするといいでしょう。

メソッド 83

## 見た目ではなく身体の「機能」に焦点を当てる

ポジティブ・ボディイメージの実践法をご紹介します。あなたの見た目に対する「否定的な思い込み」から抜け出すために、１日ずつひとつのミッションをこなすようにデザインされています。１日５～10分ですむので、気軽に取り組んでください。

**・１日め：身体機能の考察**

初日は、あなたの肉体が持つ「機能」について考えてみます。「機能」はあなたの身体を使って行えるすべてのことを指し、たとえば「走る」「食べる」「聞く」「見る」といった生存に必要な能力のほか、「ダンスする」「絵を描く」などのクリエイティブなスキルもふくまれます。**「私の体を使ってどんなことができるだろうか？」**と考えながら、思いつくままに最低でも10個はリストアップしてください。

リストができたら、続いてあなたが「これは私にとって大事だ」と思える機能を直感で5つ選び、それぞれについて**「この身体機能は自分にとってどのような意味を持つのか？」**と考えていきます。

「もし音楽を聴くことができなかったら、人生はどれぐらい退屈だろうか？」「シャワーを浴びることができなかったら、どれぐらいストレスがたまるだろうか？」「本を読む能力が使えなかったら？」など、肉体の機能がどう役に立っているのか検討してみましょう。この段階ではあまりじっくり考え込まずに、なんとなく思いをはせてみるぐらいで問題ありません。

**・2日め：感覚と運動の考察**

2日めは、あなたの肉体が持つ「機能」を「感覚系」と「運動系」の2ジャンルに分け、さらに細かく掘り下げていきます。次の例を参考に「私の身体はどのような運動ができるのか？」「どのような感覚を発揮できるのか？」と考え、あなたが「これは大事だ！」と思える機能を5つずつ書き出してみましょう。

- **運動系の機能（「歩く」「走る」「つかむ」「投げる」「散歩に行く」「指を曲げる」「バランスをとる」など）**
- **感覚系の機能（「聞く」「見る」「味わう」「快感を感じる」「痛みを覚える」など）**

リストアップが終わったら、1日めと同じように「これらの身体機能は私の生活にどのような意味を持つのか？」「なぜこれらの機能は自分にとって重要なのか？」を考えつつ、その答えをだいたい5分かけて書き出してください。「歩けないと出社できない」や「見る機能がないと好きな映画が見られない」など、文章の構成や文法は気にせず思いつくままに書いてみましょう。

**・3日め：健康と創造性の考察**

3日めは、あなたが大事だと思える身体の機能を、「健康」と「創造性」の2つのジャンルについて、5つずつ書き出してみましょう。

**・健康系の機能（「食べ物を消化する」「汗をかく」「涙を流す」「治癒する」「消化する」など）**

**・創造性の機能（「ダンスをする」「絵を描く」「鑑賞する」など）**

あとは2日めと同じように、「これらの身体機能は私の生活にどのような意味を持つのか？　なぜ自分にとって重要なのか？」を考えつつ、その答えをだいたい5分かけて書き出してください。

**・4日め：セルフケアと対人関係の考察**

4日めは、あなたが大事だと思える身体の機能を、「セルフケア」と「コミュニケーション」の2つのジャンルについて、5つずつ書き出してみましょう。

・**セルフケア系の機能**（「寝る」「シャワーを浴びる」「ペットを抱く」など）

・**コミュニケーション系の機能**（「話す」「ジェスチャーをする」「笑顔を浮かべる」など）

あとは同様に、「これらの身体機能は私の生活にどのような意味を持つのか？　なぜ自分にとって重要なのか？」を考えつつ、その答えをだいたい5分かけて書き出してください。

・**5日め：身体機能のまとめ**

ここまでの作業によって、自分の身体が日々の暮らしで果たしている機能への理解が深まったはず。そこで最終日は5分だけ時間を取って、次のポイントについて考えてみましょう。

・**自分の身体のおかげで、これまでの人生で何ができたか？**

・**毎日必要なことをするために、自分の身体はどのような役割を果たしているか？**

これで「ポジティブ・ボディイメージ」は終了です。このエクササイズでボディイメージが改善する理由について、マーストリヒト大学のチームは「多くの人はいつも身体の『見た目』ばかりを気にして『機能』のことを考えないから」だと言います。

現代人の多くは、メディアやSNSのせいで自分の若さや体重を意識しやすく、知らず知らずに「こんなシワがある」や「あの人より老けている」といった否定的な思考を抱く傾向があります。

しかし、ここで「見た目」ではなく身体の「機能」に焦点を切り替えるトレーニングを行うと、「私の外見はどうだろうか?」から**「私の肉体はどのようなことができるのか?」や「自分の身体を使っていかに目標を達成するか?」**に意識がシフト。おかげで外見へのこだわりが薄れ、少しずつボディイメージが改善していくのです。

これからは、あなたの中に否定的な思考がわきあがるたびに**「自分の肉体の機能とは?」**と考えてみてください。それだけでも、無意識に傷ついたボディイメージは改善するはずです。

CHAPTER8 脱洗脳

PART 4

# ロードマップ編 ▼ 正しく行う

若くなるには、時間がかかる

――パブロ・ピカソ（芸術家）

私たち人間は、選択肢が増えすぎると選べなくなってしまう生き物です。ここまで紹介してきた83のメソッドを前に、どこから手をつければいいのか途方に暮れた人も多いかもしれません。

しかし、**当然ながら、それぞれのメソッドは検証データに量と質の差が存在し、さらには効果レベルも大きく異なります**。本書の一番始めから順に取り組んでも問題はありませんが、データと効果のバランスが良い技法から試すほうがメリットを得やすいのは言うまでもないでしょう。

そこで本章では、**すべてのメソッドを日々の暮らしに活かすための4つのロードマップを紹介します**。83のメソッドから特に効果が出やすいものを選り分け、「初心者向け」「肌改善」「体力アップ」などの目的ごとに、どのメソッドから取り組むべきかをまとめたものです。ぜひ参考にしてください。

# ロードマップ

## ——最短ルートで目標を達成しよう

## 標準ロードマップ

アンチエイジング初心者向けのロードマップです。多くの人が効果を実感しやすいものから順に取り上げるので、いままでアンチエイジングに取り組んだことがない人や、なんとなく体調が悪いといった人は、ここから手をつけてみてください。

### ステップ1　睡眠環境の改善

もっとも手軽で改善効果を実感しやすいのは睡眠環境の改善です。まずは、「スリープ・チェックリスト」（198ページ）の快眠環境チェックをすべてクリアし、余裕があれば快眠行動にも挑んでみましょう。ただし、**睡眠は認知に左右される面も大きいので、環境を改善しても変化が見られないときは、寝る前の「ブレインダンプ」（218ページ）か「ボディスキャン瞑想」（215ページ）を組み合わせるのがおすすめです。**

## ステップ② 活動量の増加

睡眠の環境を整えたら次は運動です。一番重要なのは「NEATスコアリング」（64ページ）で、いまなにもエクササイズをしていない場合は総合得点が15を超えるライフスタイルを目指します。仕事などで日中よく体を動かしている人は、「インターバル速歩」（76ページ）から手をつけてもOKです。

ちなみに、速歩を行う際に「少しきつめの歩行」の目安がわからないときは、**GoogleやAppleの地図アプリをペースメーカに使うのも手です。**これらのアプリは「到着予想時刻」が一般的な歩行スピードよりも早めに出るため、表示された時刻に間に合うよう歩けば、少しだけ負荷が高いウォーキングを実践できます。

## ステップ③ スキンケアの徹底

3番めに効果が出やすいのは、スキンケアの徹底です。まずはCHAPTER7の推奨プロダクトをもとに自分の肌に適した保湿剤・日焼け止め・クレンザーを選び、毎日のケアを習慣化してください。レチノールは使用の難易度が高いので、あえて使わなくても構いません。**シワが気になったら購入を検討するぐらいでもいいでしょう。**

## ステップ④ 食事のクオリティアップ

いままでまったく食事に気を使っていない場合は、このステップでは**「クオリティのちょい足し」（156ページ）か「地中海食」（159ページ）から手をつけましょう。**地中海食スコアで6〜7点の生活を最低でも4週間は続けて、肌質や気分に改善が出るかどうかをセルフチェックしてください。同時に、ポリフェノール（93ページ）や含硫化合物（97ページ）を増やし、細胞に活を入れるのも効果的です。

## ステップ5 運動の負荷アップ、またはファスティングの導入

ステップ5は、さらに上を目指すために「SITプロトコル」(78ページ)で運動の負荷を高めるか、または「TRF」(103ページ)などのファスティングを習慣にしましょう。どちらを選ぶべきかデータから決めづらいので、自分の好みで続けやすいほうを選んでください。もちろん両方まとめて実践しても問題ありません。

**ここまで来れば、あなたのアンチエイジングレベルはすでに平均よりも上です。**あとはさらに運動量を増やすもよし、睡眠の質を上げていくもよし、自分の弱点を補強していくといいでしょう。

## 体力向上ロードマップ

疲れやすかったり、物事に集中できないような人は、先に体力の向上を図ったほうがいいかもしれません。「体力向上ロードマップ」をもとに、疲れにくい肉体を目指します。

### ステップ① ストレス対策の強化

現代社会において疲労感に悩む人は、体の強さよりも前に、**精神的なストレスを処理するのが苦手な傾向があります**。まずは「ボディスキャン瞑想」（215ページ）や「ブレインダンプ」（218ページ）などを取り入れ、心にたまったストレスを処理する習慣を身につけましょう。「マインドボディ・ワーク」（276ページ）も実践すると、ストレスに強くなります。

## ステップ2 運動で限界を少しずつ更新する

ストレス処理の感覚が身についたら、実際に活動量を増やしましょう。運動の習慣がない人は「ウォーキング」（73ページ）から始め、少しずつ負荷を上げてください。「どこまで負荷を上げるべきか？」は難しい問題ですが、先述のメタ分析（73ページ）によれば、ランニングや水泳などの激しいエクササイズをする人は、運動をしない人より死亡率が48％低下します。もちろんオーバートレーニングは禁物ながら、長期的には「HIIT－WB」（81ページ）のような負荷が高い運動を週2〜3回こなすレベルまで行きたいところです。

もっとも近年の研究では、脳内麻薬を受け取るレセプターが生まれつき少ない人がいることもわかってきました。**このタイプの人は、負荷が高い運動で幸福感を得にくく、俗に言う「ランナーズハイ」が体験できません**［1］。高負荷エクササイズを楽しめない可能性が高いため「HIIPA」（69ページ）の負荷を徐々に上げる方向で考えてください。

## ステップ3 食事による回復に気を配る

運動のダメージ回復には、タンパク質と糖質の摂取が欠かせません。「タンパク質のベストな摂取量」（176ページ）と「野菜とフルーツの摂取量」（166ページ）をもとに、必ず適切な量を心がけましょう。一晩寝ても疲れが取れない場合はオーバートレーニングか栄養不足の可能性があるので、特に糖質を多めに摂取するといいでしょう。

## ステップ4 体力の効果検証

「プログレス・エクササイズ」（58ページ）が習慣になったら、1カ月おきに効果を検証しましょう。体力の変化を実感することでモチベーションが高まりますし、適切な運動負荷を把握するのにも役立ちます。あとは、同時に食事とストレス解消でオーバートレーニングを防ぎつつ、テストの結果をもとに運動の負荷を上げ続けましょう。体力の測定法は無数に存在しますが、おおまかにつかむのだけなら、次の2つを押さえておけば十分です。

・**12分ランニング：**心肺機能の高さを判断するテストで、フィットネスの世界で広く使われるものです。なるべく平坦で走り続けられる場所を選び（トレッドミルを使ってもOK）、

## 12分ランニングで計る心肺機能の目安

| 年齢 | 性別 | とても良い | 良い | 普通 | 悪い | とても悪い |
|---|---|---|---|---|---|---|
| 13-14歳 | 男性 | 2700m〜 | 2400-2700m | 2200-2399m | 2100-2199m | 〜2100m |
| | 女性 | 2000m〜 | 1900-2000m | 1600-1899m | 1500-1599m | 〜1500m |
| 15-16歳 | 男性 | 2800m〜 | 2500-2800m | 2300-2499m | 2200-2299m | 〜2200m |
| | 女性 | 2100m〜 | 2000-2100m | 1700-1999m | 1600-1699m | 〜1600m |
| 17-19歳 | 男性 | 3000m〜 | 2700-3000m | 2500-2699m | 2300-2499m | 〜2300m |
| | 女性 | 2300m〜 | 2100-2300m | 1800-2099m | 1700-1799m | 〜1700m |
| 20-29歳 | 男性 | 2800m〜 | 2400-2800m | 2200-2399m | 1600-2199m | 〜1600m |
| | 女性 | 2700m〜 | 2200-2700m | 1800-2199m | 1500-1799m | 〜1500m |
| 30-39歳 | 男性 | 2700m〜 | 2300-2700m | 1900-2299m | 1500-1899m | 〜1500m |
| | 女性 | 2500m〜 | 2000-2500m | 1700-1999m | 1400-1699m | 〜1400m |
| 40-49歳 | 男性 | 2500m〜 | 2100-2500m | 1700-2099m | 1400-1699m | 〜1400m |
| | 女性 | 2300m〜 | 1900-2300m | 1500-1899m | 1200-1499m | 〜1200m |
| 50歳〜 | 男性 | 2400m〜 | 2000-2400m | 1600-1999m | 1300-1599m | 〜1300m |
| | 女性 | 2200m〜 | 1700-2200m | 1400-1699m | 1100-1399m | 〜1100m |

## 腕立てチャレンジの回数の目安

| | 性別 | 20-29歳 | 30-39歳 | 40-49歳 | 50-59歳 | 60歳〜 |
|---|---|---|---|---|---|---|
| 最高 | 男性 | 55以上 | 45以上 | 40以上 | 35以上 | 30以上 |
| | 女性 | 49以上 | 40以上 | 35以上 | 30以上 | 20以上 |
| 良好 | 男性 | 45-54 | 35-44 | 30-39 | 25-34 | 20-29 |
| | 女性 | 34-48 | 25-39 | 20-34 | 15-29 | 5-19 |
| 普通 | 男性 | 35-44 | 25-34 | 20-29 | 15-24 | 10-19 |
| | 女性 | 17-33 | 12-24 | 8-19 | 6-14 | 3-4 |
| 悪い | 男性 | 20-34 | 15-24 | 12-19 | 8-14 | 5-9 |
| | 女性 | 6-16 | 4-11 | 3-7 | 2-5 | 1-2 |
| とても悪い | 男性 | 19以下 | 14以下 | 11以下 | 7以下 | 4以下 |
| | 女性 | 5以下 | 3以下 | 2以下 | 1以下 | 0 |

12分で何メートル走れるかで体力を測ります。テスト結果は前ページの表で判断してください。**アンチエイジングのためには、最低でも心肺機能を「良い」のレベルに維持したいところ**です。

・**腕立てチャレンジ**：筋肉の機能を調べるために使うテストです。各国の医学会も採用する手法で、ある程度の精度で簡単に筋持久力を調べられます。

男性は腕を肩幅に開いて普通に腕立て伏せを行い、限界まで何回できるかをカウントしましょう。女性はヒザをついて行うニープッシュアップでOKです。性別と年齢ごとの基準は上のようになります。

# 見た目の改善ロードマップ

見た目の若々しさを重点的に高めるためのロードマップです。なんとなく活力がなかったり、実年齢よりも上に見られがちな人は、ここから手をつけてください。

## ステップ1 運動で限界を少しずつ更新する

「老い」へのネガティブイメージは、想像以上の悪影響をもたらします。自分は歳だからとあきらめれば改善のモチベーションは上がりませんし、逆に若さをことさらにあがめすぎてもストレスがたまるばかりでしょう。心あたりのある人は、まずは「老い」のイメージ改善から取り組むのがおすすめです。

正しい「若作り」（272ページ）をベースにしつつ、「外見チェックの削減」（266ページ）の習慣化と、定期的な「SNS断食」（269ページ）を実施しましょう。余裕があれば、

「ポジティブ・ボディイメージ」（278ページ）にも取り組んでください。

## ステップ② 保湿と日焼け止めの徹底

肌は見た目の印象を左右するフロントラインです。なかでも、これまで正しく保湿ができていなかった人は、236ページで自分に適した商品を探し出せれば、急激に肌質が改善するはず。**なかでも保湿と日焼け止めは美肌への影響が大きいため、利用を徹底してください。**

また、肌の美白にこわだりたい場合は、レチノール以外にハイドロキノンを使うのも手です。20年以上前から広く使われる美白剤で、2～4％のクリームを4週間使うことで、色素沈着への効果が期待できます[2]。**ただし、ハイドロキノンも肌トラブルが起きやすい成分なので、まずは2％程度のクリームを腕に塗り、1日たっても異変が起きないかを確認してください。**

## ステップ3 快眠行動の徹底

見た目の改善には良質な睡眠が欠かせないのは当然の話。寝不足の朝は見るからに精気が失われますし、よく眠らなければ肌のターンオーバーも進みません。その意味ではCHAPTER6の睡眠改善はすべて実践していただきたいところですが、なかでも重視して欲しいのが「快眠行動フィックス」（208ページ）です。

この項目で取り上げた「タンパク質を摂取して、快眠を促す」「食物繊維で快眠体質に」などは、睡眠の改善に効くだけではありません。**十分なアミノ酸がないと肌のバリア機能が作られませんし、食物繊維が生み出す酪酸は体内の炎症を抑えて肌荒れを防いでくれます。**どちらも最低の摂取量は守るようにしてください。

## ステップ4 運動量の増加

運動が美肌をもたらす事実は、すでに59ページでお伝えしたとおりです。美肌に最適なエクササイズの種類や量はまだわかりませんが、いまのところ**筋力トレーニングと有酸素**

**運動のどちらにも肌の改善効果があると報告されています**。

屋外の運動で肌を紫外線にさらさない点のみ気をつければ、おそらくどのようなエクササイズでも肌は改善するはず。最終的には、「HIIT‐WB」（81ページ）のように筋肉と心肺機能を同時に高められる運動を習慣化させるのが理想です。

## ステップ5 ポリフェノールの増量

良質な食事は確実に見た目の改善につながるため、「地中海食」（159ページ）は8〜9点のラインを目指すのがおすすめです。**なかでも積極的に取り入れたいのはポリフェノールで、光老化や酸化から肌を守る働きがあります**[3]。どのポリフェノールが肌に良いかについては専門家のコンセンサスはないものの、現時点ではアントシアニン、タンニン、カテキン、カカオフラバノール、プニカラジンなどが有望です。具体的な食品としては、ブルーベリー、緑茶、ココア、ザクロなどを摂取するといいでしょう。

# 脳機能&メンタル改善ロードマップ

最後は、脳の認知機能やメンタルを改善させるためのロードマップです。なんとなく気分の落ち込みが続いたり、頭がぼんやりしてうまく働かない感覚が強いときなどは、次のステップを試してみてください。

## ステップ1 運動

脳機能アップのベースになるのが運動です。運動が若々しい頭脳を作り出す事実はよく知られ、**有酸素運動や筋力トレーニングにより、注意力、決断力、分析力、記憶力などが大きく上がることが複数の文献で示されています。**

36の先行研究を調べたメタ分析によれば、ジョギングより負荷が大きな運動を、1回45〜60分の範囲で行うと、脳機能の改善につながりやすいとのこと[4]。「インターバル速歩」（76ページ）より上の負荷を目指し、最低でも1回45分の運動を週に2〜3回は行うのがおすすめです。

## ステップ2 エクスポージャー

運動で脳機能が働く下地を作ったら、さらに日常的に脳へ負荷を与えます。「エクスポージャー」（126ページ）で現在のあなたに最適なレベルのチャレンジを探し、週にひとつずつ新たなアクションに取り組んでみましょう。同様に、「ニューロビクス」（142ページ）も手軽に使える脳トレとして試してみてください。

## ステップ3 睡眠改善で情報の処理を進める

正しい学習には良い睡眠が欠かせません。私たちの脳が睡眠中に情報を処理し、日中の記憶を定着させているのは有名な話でしょう。運動とエクスポージャーで底上げした脳機能を存分に活かすために、「スリープ・チェックリスト」（198ページ）で10〜15点を目指してください。なかでも「人生の意味」（222ページ）や「瞑想」といった認知系の活動は、睡眠の改善に加えて脳機能も刺激してくれるため、積極的に実践するのがおすすめです。

## ステップ4 地中海食の徹底

運動と並んで、食事も脳機能の改善には必須です。いまの段階で質の良いデータが多いのは「地中海食」（159ページ）で、18件の観察データをまとめた系統的レビューでは、このタイプの食事を徹底するほど長期記憶、ワーキングメモリー、注意力が上がると報告[5]。研究チームは、**おもに「地中海食」に豊富なビタミンB群とオメガ3脂肪酸の重要性と、飽和脂肪酸や砂糖が脳におよぼす悪影響に注意をうながしています。**脳機能を若く保つためにも、「地中海食採点表」（161ページ）の総合点を可能な限り上げましょう。

# あとがき

人生100年時代と呼ばれる現代。いまも日本人の寿命は延び続けていますが、一方では健康寿命との差も開き始めました。男女とも平均寿命が80歳を超えたはいいものの、同時に不調を抱えたまま生きる期間も長くなり、健康寿命とのあいだには9〜15年もの差が存在します。

この事実は、現代人の多くが、いかに本来のポテンシャルを発揮できていないかの証左でもあるでしょう。PART1でも見たように、かつては適応的だった「苦痛と回復」のサイクルが現代ではうまく機能せず、あなたが生まれ持つ身体機能が押さえつけられているからです。

無論、人はみな老いて土か煙に還ります。その運命には誰も逆らえませんが、本書の方法を使えば、サルデーニャの住人や各国のスーパーエイジャーたちのように、実年齢よりはるかに若々しい脳と肉体を保ち続けることは可能です。

といっても、本書でお伝えしたのは、常識をくつがえすような新奇なテクニックでも、人体のメカニズムをハックする奇策でもありません。すでに確立された知識を限界まで深掘りした、いわば〝王道の先端〟とも呼ぶべきテクニックばかりです。科学の結論は時代によって変わるのが当然ながら、ベーシックな知識ほど廃れにくく、そのぶん耐用年数も延びるでしょう。

アンチエイジングのために、夢の新薬やサプリを待つ必要はありません。本書のテクニックであなたの内に眠る機能が解放され、最適化された人生を送られることをお祈りしています。

購入者に
無料プレゼント

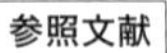

# 参照文献


## まえがき

1. Hillard Kaplan et al. (2017) Coronary atherosclerosis in indigenous South American Tsimane: a cross-sectional cohort study. Tha Lancet , 389 : P1730-173

## part1

1. Duck-chul Lee et al. (2014) Leisure-time running reduces all-cause and cardiovascular mortality risk . Journal of the American College of Cardiology, 64: 472-481
2. Edward J. Calabrese (2014) Hormesis: from mainstream to therapy. J Cell Commun Signal, 8: 289–291
3. Christensen K, Thinggaard M, McGue M, et al. Perceived age as clinically useful biomarker of ageing: cohort study. BMJ., 339, 2009, b5262.
4. Miyawaki S, Kohara K, Kido T, et al. Facial pigmentation as a biomarker of carotid atherosclerosis in middle-aged to elderly healthy Japanese subjects.
   Skin Res Technol., 22, 20-24, 2016.
5. 山内 一也, 三瀬 勝利 (2014) ワクチン学. 岩波書店
6. Tanjaniina Laukkanen et al. (2015) Association Between Sauna Bathing and Fatal Cardiovascular and All-Cause Mortality Events. JAMA Internal Medicine 175 : 542
7. Tanjaniina Laukkanen et al. (2017) Sauna bathing is inversely associated with dementia and Alzheimer's disease in middle-aged Finnish men. Age and Ageing, 46: 245–249
8. TaherehFarkhondeh et al. (2020) The therapeutic effect of resveratrol: Focusing on the Nrf2 signaling pathway. Biomedicine & Pharmacotherapy;127:110234
9. D E Stevenson et al (2007) Polyphenolic phytochemicals--just antioxidants or much more? Cell Mol Life Sci 64 (22):2900-16
10. Philip L. Hooper et al. (2010) Xenohormesis: health benefits from an eon of plant stress response evolution. Cell Stress Chaperones, 15 (6) : 761–770
11. ジャン・ハッツフェルド (2013) 隣人が殺人者に変わる時―ルワンダ・ジェノサイド生存者たちの証言. かもがわ出版
12. Caroline Williamson Sinalo (2018) Rwanda After Genocide: Gender, Identity and Post-Traumatic Growth. Cambridge University Press
13. Hulbert, J. C., & Anderson, M. C. (2018) . What doesn't kill you makes you stronger: Psychological trauma and its relationship to enhanced memory control. Journal of Experimental Psychology: General, 147 (12) , 1931-1949.
14. Mary Black Johnson, et al. (1992) A Review of Overtraining Syndrome- Recognizing the Signs and Symptoms. J Athl Train.; 27: 352–354
15. https://www.apa.org/news/press/releases/2006/01/stress-management (2020年11月15日閲覧)
16. Cary Cooper, James Campbell Quick (2017) The Handbook of Stress and Health: A Guide to Research and Practice. Wiley-Blackwell
17. Ericsson, K. A., Krampe, R. T., & Tesch-Römer, C. (1993) The role of deliberate practice in the acquisition of expert performance. Psychological Review: 100, 363–406
18. Jonathan Shaw (2016) Born to Rest. Harvard Magazine
19. Regina Guthold et al. (2018) Worldwide trends in insufficient physical activity from 2001 to 2016: a pooled analysis of 358 population-based surveys with 1・9 million participants.The Lancet Global Health; 6 (10) :e1077-e1086
20. Evy Poumpouras (2020) Becoming Bulletproof: Protect Yourself, Read People, Influence Situations, and Live Fearlessly. Atria Books

## part2

1. Mark Tarnopolsky (2014) Exercise as a Countermeasure for Aging: From Mice to Humans. 23rd Annual Meeting of the American Medical Society for Sports Medicine
2. Nikitas N. Nomikos et al. (2018) Exercise, Telomeres, and Cancer: "The Exercise-Telomere Hypothesis" Front Physiol , 9: 1798
3. Tarumi, Takashi et al. (2019) Exercise Training in Amnestic Mild Cognitive Impairment: A One-Year Randomized Controlled Trial. Journal of Alzheimer's Disease ;71 (2) :421 – 433.

4. Veronica Guadagni et al. (2020) Aerobic exercise improves cognition and cerebrovascular regulation in older adults.Neurology;94 (21) :e2245-e2257
5. Alia J Crum , Ellen J Langer (2007) Mind-set matters: exercise and the placebo effect. Psychol Sci ;18 : 165-71
6. Alan A Aragon et al. (2017) International society of sports nutrition position stand: diets and body composition. J Int Soc Sports Nutr. 14;14:16
7. Eric Ravussin et al. (2005) A NEAT way to control weight? Science ; 307, 530-531
8. James Levine (2009) Move a Little, Lose a Lot: New N.E.A.T. Science Reveals How to Be Thinner, Happier, and Smarter. Harmony; B002B7R4EU
9. Emmanuel Stamatakis et al. (2018) Short and sporadic bouts in the 2018 US physical activity guidelines: is high-intensity incidental physical activity the new HIIT? Br J Sports Med ; 53 : 1137-1139
10. Katrina L. Piercy et al. (2018) The physical activity guidelines for americans. JAMA ; 320 : 2020-2028
11. James A.Levine (2002) Non-exercise activity thermogenesis (NEAT) .Best Practice & Research Clinical Endocrinology & Metabolism;16 (4) :679-702
12. Johannes Scherr et al. (2013) Associations between Borg's rating of perceived exertion and physiological measures of exercise intensity. Eur J Appl Physiol ;113 : 147-55
13. Ulf Ekelund et al. (2019) Dose-response associations between accelerometry measured physical activity and sedentary time and all cause mortality: systematic review and harmonized meta-analysis. BMJ ;366:l4570
14. Dorothy D.Dunlop et al. (2019) One hour a week: moving to prevent disability in adults with lower extremity joint symptoms. American Journal of Preventive Medicine ; 56 : 664-672
15. Harvey SB, et al. (2018) Exercise and the prevention of depression: Results of the HUNT Cohort Study. The American Journal of Psychiatry ;175 : 28-36
16. Pedro F. Saint – Maurice et al. (2018) Moderate – to – Vigorous Physical Activity and All – Cause Mortality: Do Bouts Matter? Journal of the American Heart Association ;7 :e007678
17. Joyce Gomes-Osman et al. (2018) Exercise for cognitive brain health in aging A systematic review for an evaluation of dose. Neurology: Clinical Practice ; 8 : 257-265
18. Shizue Masuk et al. (2019) High-Intensity Walking Time Is a Key Determinant to Increase Physical Fitness and Improve Health Outcomes After Interval Walking Training in Middle-Aged and Older People. Mayo Clinic Proceedings;94:2415-2426
19. Jenna B Gillen et al. (2016) Twelve Weeks of Sprint Interval Training Improves Indices of Cardiometabolic Health Similar to Traditional Endurance Training despite a Five-Fold Lower Exercise Volume and Time Commitment. PLoS One ;11:e0154075
20. Gustavo Z Schaun et al. (2018) Whole-Body High-Intensity Interval Training Induce Similar Cardiorespiratory Adaptations Compared With Traditional High-Intensity Interval Training and Moderate-Intensity Continuous Training in Healthy Men. The Journal of Strength & Conditioning Research;32:2730-2742
21. Gill McRae et al. (2012) Extremely low volume, whole-body aerobic-resistance training improves aerobic fitness and muscular endurance in females. Applied Physiology, Nutrition and Metabolism ;37:1124-31
22. E Ernst (1990) [Hardening against the common cold--is it possible?] MMW Fortschritte der Medizin;108:586-8
23. Tanjaniina Laukkanenet al. (2017) Acute effects of sauna bathing on cardiovascular function. Journal of Human Hypertension; 32:129–138
24. W G Siems et al. (1999) Improved antioxidative protection in winter swimmers. QJM;92:193-8
25. Pascal Imbeaultet al. (2009) Cold exposure increases adiponectin levels in men. Metabolism;58:552-9
26. Geert A Buijze et al. (2016) The Effect of Cold Showering on Health and Work: A Randomized Controlled Trial. PLoS One;11:e0161749
27. Antero Salminen et al. (2012) AMP-activated protein kinase (AMPK) controls the aging process via an integrated signaling network. Ageing Research Reviews;11:230-41
28. Rafael de Cabo et al. (2019) Effects of Intermittent Fasting on Health, Aging, and Disease. The New England Journal of Medicine;381:2541-2551
29. Kanti Bhooshan Pandey et al. (2009) Plant polyphenols as dietary antioxidants in human health and disease. Oxidative Medicine and Cellular Longevity. ; 2: 270–278
30. Pérez-Jiménez, J., et al. (2010) Identification of the 100 richest dietary sources of polyphenols: an application of the Phenol-Explorer database. European journal of clinical nutrition;64:112-120.
31. Nicola P Bondonno et al. (2019) Flavonoid intake is associated with lower mortality in the Danish Diet Cancer and Health Cohort. Nature Communications;10:3651
32. Najmeh Maharlouei et al. (2019) The effects of ginger intake on weight loss and metabolic profiles among overweight and obese subjects: A systematic review and meta-analysis of randomized controlled trials. Crit

Rev Food Sci Nutr;59:1753-1766
33. Makan Pourmasoumi et al. (2018) The effect of ginger supplementation on lipid profile: A systematic review and meta-analysis of clinical trials. Phytomedicine ;43:28-36
34. Mariangela Rondanelli et al. (2017) The effect and safety of highly standardized Ginger (Zingiber officinale) and Echinacea (Echinacea angustifolia) extract supplementation on inflammation and chronic pain in NSAIDs poor responders. A pilot study in subjects with knee arthrosis. Natural Product Research ;31:1309-1313
35. Zhou, Xi et al. (2020) Garlic intake and the risk of colorectal cancer A meta-analysis. Medicine; 99: e18575
36. Hai – Peng Wang et al. (2015) Effect of Garlic on Blood Pressure: A Meta – Analysis.The Journal of Clinical Hypertension ; 17:223-31
37. Shaghayegh Emami et al. (2017) The effect of garlic intake on glycemic control in humans: a systematic review and meta-analysis. Progress in Nutrition ;19:10-18
38. Tram Kim Lam et al. (2010) Cruciferous vegetable consumption and lung cancer risk: a systematic review. Cancer Epidemiol Biomarkers Prev;18: 184–195
39. Xiaojiao Liu et al. (2013) Cruciferous vegetables intake is inversely associated with risk of breast cancer: A meta-analysis. The Breast;22:309-313
40. Genevieve Tse et al. (2014) Cruciferous vegetables and risk of colorectal neoplasms: a systematic review and meta-analysis. Nutr Cancer;66:128-39
41. Nagisa Mori et al. (2019) Cruciferous vegetable intake and mortality in middle-aged adults: A prospective cohort study. Clinical Nutrition;38:631-643
42. Ruth E Patterson et al. (2017) Metabolic Effects of Intermittent Fasting. Annu Rev Nutr;37:371-393
43. Rona Antoni et al. (2018) A pilot feasibility study exploring the effects of a moderate time-restricted feeding intervention on energy intake, adiposity and metabolic physiology in free-living human subjects. Journal of Nutritional Science;7:e22
44. Elizabeth F. Sutton et al. (2018) Early Time-Restricted Feeding Improves Insulin Sensitivity, Blood Pressure, and Oxidative Stress Even without Weight Loss in Men with Prediabetes. Cell Metabolism;27:1212-1221
45. Pons, Victoria et al. (2018) Calorie restriction regime enhances physical performance of trained athletes. Journal of the International Society of Sports Nutrition;15
46. Sebastian Brandhorst et al. (2015) A Periodic Diet that Mimics Fasting Promotes Multi-System Regeneration, Enhanced Cognitive Performance, and Healthspan. Cell Metabolism22:86-99
47. Min Wei et al. (2017) Fasting-mimicking diet and markers/risk factors for aging, diabetes, cancer, and cardiovascular disease. Science Translational Medicine;9:eaai8700
48. Victoria A Catenacci et al. (2016) A randomized pilot study comparing zero-calorie alternate-day fasting to daily caloric restriction in adults with obesity.Obesity (Silver Spring) ;24:1874-83
49. Slaven Stekovic et al. (2019) Alternate Day Fasting Improves Physiological and Molecular Markers of Aging in Healthy, Non-obese Humans. Cell Metabolism;30:462-476
50. Vincenzo Sorrentiet al. (2020) Deciphering the Role of Polyphenols in Sports Performance: From Nutritional Genomics to the Gut Microbiota toward Phytonutritional Epigenomics. Nutrients;12:1265
51. Teayoun Kim et al. (2009) Curcumin activates AMPK and suppresses gluconeogenic gene expression in hepatoma cells. Biochemical and Biophysical Research Communications;338:377-382
52. Laura Fusar-Poli et al. (2020) Curcumin for depression: a meta-analysis. Critical Reviews in Food Science and Nutrition ;60:2643-2653
53. Si Qinet al. (2017) Efficacy and safety of turmeric and curcumin in lowering blood lipid levels in patients with cardiovascular risk factors: a meta-analysis of randomized controlled trials.Nutrition Journal ;16:68
54. Kathryn M. Nelson et al. (2017) The Essential Medicinal Chemistry of Curcumin. Journal of Medicinal Chemistry; 60: 1620–1637
55. Leila Gorgani et al. (2016) Piperine—The Bioactive Compound of Black Pepper: From Isolation to Medicinal Formulations. Comprehensive Reviews in Food Science and Food Safety;16
56. Hiroki Sasaki et al. (2011) Innovative Preparation of Curcumin for Improved Oral Bioavailability. Biological and Pharmaceutical Bulletin; 34: 660-665
57. B. Antony et al. (2008) A Pilot Cross-Over Study to Evaluate Human Oral Bioavailability of BCM-95®CG (Biocurcumax™), A Novel Bioenhanced Preparation of Curcumin. Indian Journal of Pharmaceutical Sciences ; 70:445–449
58. Hamed Mirzaei et al. (2017) Phytosomal curcumin: A review of pharmacokinetic, experimental and clinical studies. Biomedicine and Pharmacotherapy85:102-1a2
59. Haohai Huang et al. (2016) The effects of resveratrol intervention on risk markers of cardiovascular health in

overweight and obese subjects: a pooled analysis of randomized controlled trials. Obesity reviews;17:1329-1340
60. Stefan Agrigoroaei et al. (2017) Stress and Subjective Age: Those With Greater Financial Stress Look Older. Research on aging ;39 (10) :1075-1099
61. Theresa M Harrison et al. (2012) Superior memory and higher cortical volumes in unusually successful cognitive aging. Journal of the International Neuropsychological Society 18:1081-5
62. Tamar Gefen et al. (2014) Longitudinal neuropsychological performance of cognitive SuperAgers.Journal of the American Geriatrics Society; 62 (8) :1598-600
63. Felicia W. Sun et al. (2016) Youthful Brains in Older Adults: Preserved Neuroanatomy in the Default Mode and Salience Networks Contributes to Youthful Memory in Superaging. Journal of Neuroscience;36;9659-9668
64. Jeremy S. Joseph et al. (2008) Exposure Therapy for Posttraumatic Stress Disorder. The Journal of Behavior Analysis of Offender and Victim Treatment and Prevention, 1, 69-79
65. Tina Seelig (2018) How to catch the winds of luck. Ideas and Research from Stanford University
66. Park, C. L. et al. (1996) Assessment and prediction of stress-related growth. Journal of Personality; 64: 71–105
67. Lawrence C. Katz et al. (2014) Keep Your Brain Alive: 83 Neurobic Exercises to Help Prevent Memory Loss and Increase Mental Fitness. Workman
68. Thomas F Denson et al. (2012) Self-Control and Aggression. Current Directions in Psychological Science;21:20-25
69. Eleanor A. Maguire et al. (1997) Recalling Routes around London: Activation of the Right Hippocampus in Taxi Drivers. Journal of Neuroscience; 17:7103-7110

## part3

1. https://www.hsph.harvard.edu/nutritionsource/healthy-weight/best-diet-quality-counts/ (2020年11月1日閲覧)
2. D.L. Katz et al. (2014) Can We Say What Diet Is Best for Health? Annual Review of Public Health;35:83-103
3. Dariush Mozaffarian et al. (2011) Changes in diet and lifestyle and long-term weight gain in women and men. The New England journal of medicine;364:2392-404
4. Frank M Sacks et al. (2009) Comparison of weight-loss diets with different compositions of fat, protein, and carbohydrates. The New England journal of medicine;360:859-73
5. Fatemeh Foroozanfard et al. (2017) The effects of dietary approaches to stop hypertension diet on weight loss, anti-Müllerian hormone and metabolic profiles in women with polycystic ovary syndrome: A randomized clinical trial.Clinical endocrinology;87:51-58
6. Ingrid Toews et al. (2019) Association between intake of non-sugar sweeteners and health outcomes: systematic review and meta-analyses of randomised and non-randomised controlled trials and observational studies. British medical journal;364:k4718
7. Joseph G Mancini et al. (2016) Systematic Review of the Mediterranean Diet for Long-Term Weight Loss.The American journal of medicine;129 (4) :407-415.e4
8. Justyna Godos et al. (2019) Adherence to the Mediterranean Diet is Associated with Better Sleep Quality in Italian Adults. Nutrients;11 (5) , 976
9. Victoria Meslier et al. (2020) Mediterranean diet intervention in overweight and obese subjects lowers plasma cholesterol and causes changes in the gut microbiome and metabolome independently of energy intake. Gut;69 (7) :1258-1268
10. Denes Stefler et al. (2017) Mediterranean diet score and total and cardiovascular mortality in Eastern Europe: the HAPIEE study. European journal of nutrition;56 (1) : 421–429
11. Sarah Am Kelly et al. (2017) Whole grain cereals for the primary or secondary prevention of cardiovascular disease. The Cochrane database of systematic reviews;8:CD005051
12. MG Griswold et al. (2018) Alcohol use and burden for 195 countries and territories, 1990–2016: a systematic analysis for the Global Burden of Disease Study 2016. Lancet ; 392: 1015–35
13. Masayoshi Zaitsu et al. (2019) Light to Moderate Amount of Lifetime Alcohol Consumption and Risk of Cancer in Japan. Cancer;126:1031–1040
14. Dagfinn Aune et al. (2017) Fruit and vegetable intake and the risk of cardiovascular disease, total cancer and all-cause mortality—a systematic review and dose-response meta-analysis of prospective studies.International Journal of Epidemiology;46:1029–1056
15. Veronica Dewanto et al. (2002) Thermal processing enhances the nutritional value of tomatoes by increasing total antioxidant activity.Journal of agricultural and food chemistry;50:3010-4
16. Martijn Vermeulen et al. (2008) Bioavailability and kinetics of sulforaphane in humans after consumption of cooked versus raw broccoli.;56 (22) :10505-9

17. Kim JY, Kwon YM, et al. (2018) Effects of the Brown Seaweed Laminaria japonica Supplementation on Serum Concentrations of IgG, Triglycerides, and Cholesterol, and Intestinal Microbiota Composition in Rats. Frontiers in Nutrition;5:23
18. Crystal Smith-Spangler et al. (2012) Are organic foods safer or healthier than conventional alternatives?: a systematic review. Annals of internal medicine;157:348-66
19. Marcin Baran ´ ski et al. (2014) Higher antioxidant and lower cadmium concentrations and lower incidence of pesticide residues in organically grown crops: a systematic literature review and meta-analyses. The British journal of nutrition;112:794-811
20. Laure Schnabel et al. (2019) Association Between Ultraprocessed Food Consumption and Risk of Mortality Among Middle-aged Adults in France.JAMA Internal Medicine;179:490-498
21. Thibault Fiolet et al. (2018) Consumption of ultra-processed foods and cancer risk: results from NutriNet-Santé prospective cohort.British medical journal;360:k322
22. M Estévez et al. (2017) Dietary protein oxidation: A silent threat to human health? Critical reviews in food science and nutrition;57:3781-3793
23. Paul B Pencharz et al. (2016) Recent developments in understanding protein needs - How much and what kind should we eat? Applied physiology, nutrition, and metabolism;41:577-80
24. Chad M. Kerksick (2018) ISSN exercise & sports nutrition review update: research & recommendations. Journal of the International Society of Sports Nutrition;15:38
25. Rui Ganhão et al. (2010) Protein oxidation in emulsified cooked burger patties with added fruit extracts: Influence on colour and texture deterioration during chill storage. Meat Science ;85:402-409
26. Rebecca P Dearlove et al. (2008) Inhibition of protein glycation by extracts of culinary herbs and spices. Journal of medicinal food ;11:275-81
27. Jaime Uribarri et al. (2010) Advanced Glycation End Products in Foods and a Practical Guide to Their Reduction in the Diet. Journal of the American Dietetic Association;110:911-916
28. K I Skog et al. (1998) Carcinogenic heterocyclic amines in model systems and cooked foods: a review on formation, occurrence and intake.Food and chemical toxicology : an international journal published for the British Industrial Biological Research Association.;36 (9-10) :879-96
29. S Murray et al. (2001) Effect of cruciferous vegetable consumption on heterocyclic aromatic amine metabolism in man. Carcinogenesis;22 (9) :1413-20
30. Mario Estévez et al. (2011) Protein carbonyls in meat systems: a review.Meat science;89:259-79
31. http://www.iarc.fr/en/media-centre/pr/2015/pdfs/pr240_E.pdf(2020年11月1日閲覧)
32. Victor W Zhong et al. (2020) Associations of Processed Meat, Unprocessed Red Meat, Poultry, or Fish Intake With Incident Cardiovascular Disease and All-Cause Mortality.JAMA internal medicine;180:503-512
33. David S Weigle et al. (2005) A high-protein diet induces sustained reductions in appetite, ad libitum caloric intake, and body weight despite compensatory changes in diurnal plasma leptin and ghrelin concentrations. The American Journal of Clinical Nutrition; 82:41–48
34. Heather J Leidy et al. (2011) The effects of consuming frequent, higher protein meals on appetite and satiety during weight loss in overweight/obese men.Obesity (Silver Spring) ;19:818-24
35. Dariush Sheikholeslami Vatani et al. (2012) Changes in antioxidant status and cardiovascular risk factors of overweight young men after six weeks supplementation of whey protein isolate and resistance training. Appetite;59:673-8
36. Sebely Pal et al. (2010) Effects of whey protein isolate on body composition, lipids, insulin and glucose in overweight and obese individuals.The British journal of nutrition;104:716-23
37. Ronald J Maughan (2013) Quality assurance issues in the use of dietary supplements, with special reference to protein supplements.The Journal of nutrition.;143:1843S-1847S
38. Dariush Mozaffarian et al. (2006) Fish intake, contaminants, and human health: evaluating the risks and the benefits.Journal of the American Medical Association;296:1885-99.
39. Malden C. Nesheim et al. (2007) Seafood Choices Balancing Benefits and Risks.Natl Academy Press
40. Rubén Domínguez et al. (2012) Cholesterol and Lipid Peroxides in Animal Products and Health Implications - A Review.Annals of Animal Science;12:25-52
41. James J DiNicolantonio et al. (2018) : the oxidized linoleic acid hypothesis.Open Heart;5:e000898
42. Nithya Neelakantan et al. (2020) The Effect of Coconut Oil Consumption on Cardiovascular Risk Factors: A Systematic Review and Meta-Analysis of Clinical Trials.Circulation;141:803-814
43. P Oyetakin-White et al. (2015) Does poor sleep quality affect skin ageing? Clinical and experimental dermatology;40:17-22
44. Fernando Mata Ordóñez et al. (2017) Sleep improvement in athletes: use of nutritional supplements.Arch Med

Deporte;34:93-99
45. Kenji Obayashi et al. (2018) Bedroom Light Exposure at Night and the Incidence of Depressive Symptoms: A Longitudinal Study of the HEIJO-KYO Cohort. American Journal of Epidemiology ;187: 427–434
46. Tetsuo Harada et al. (2003) Effects of the usage of a blacked-out curtain on the sleep-wake rhythm of Japanese University students. Sleep and Biological Rhythms 1:179-181
47. Joshua J. Gooley et al. (2011) Exposure to Room Light before Bedtime Suppresses Melatonin Onset and Shortens Melatonin Duration in Humans.The Journal of clinical endocrinology and metabolism; 96: E463–E472
48. Hana Locihová et al. (2018) Effect of the use of earplugs and eye mask on the quality of sleep in intensive care patients: a systematic review.Journal of sleep research;27:e12607
49. Mariana G Figueiro et al. (2017) The impact of daytime light exposures on sleep and mood in office workers. Sleep Health;3:204-215
50. Amber Brooks et al. (2006) A brief afternoon nap following nocturnal sleep restriction: which nap duration is most recuperative? Sleep;29 (6) :831-40
51. Fujiwara Y, Machida A, Watanabe Y, et al. (2005) Association between dinner-to-bed time and gastro-esophageal reflux disease. American Journal of Gastroenterology;100:2633-6.
52. Annie Britton et al. (2020) The association between alcohol consumption and sleep disorders among older people in the general population.Scientific Reports ;10:5275
53. Frances O'Callaghan et al. (2018) Effects of caffeine on sleep quality and daytime functioning. Risk management and healthcare policy; 11: 263–271
54. Masahiro Banno et al. (2018) Exercise can improve sleep quality: a systematic review and meta-analysis.PeerJ; 6: e5172
55. Jessica R. Lunsford-Avery et al. (2018) Validation of the Sleep Regularity Index in Older Adults and Associations with Cardiometabolic Risk. Scientific Reports;8:14158
56. Jodi A. Mindell et al. (2009) A Nightly Bedtime Routine: Impact on Sleep in Young Children and Maternal Mood.Sleep; 32: 599–606
57. Geir Scott Brunborg et al. (2011) The relationship between media use in the bedroom, sleep habits and symptoms of insomnia. Journal of Sleep Research; 20: 569–575
58. Nick Obradovich et al. (2017) Nighttime temperature and human sleep loss in a changing climate.Science advances;3: e1601555
59. Fernando Mata Ordóñez et al. (2017) Sleep improvement in athletes: use of nutritional supplements.Arch Med Deporte;34:93-99
60. P. Strøm – Tejsen et al. (2016) The effects of bedroom air quality on sleep and next – day performance.Indoor Air;26:679-86
61. Joseph G. Allen et al. (2016) Associations of Cognitive Function Scores with Carbon Dioxide, Ventilation, and Volatile Organic Compound Exposures in Office Workers: A Controlled Exposure Study of Green and Conventional Office Environments.Environ Health Perspect; 124: 805–812
62. Joshua J. Gooley et al. (2011) Exposure to Room Light before Bedtime Suppresses Melatonin Onset and Shortens Melatonin Duration in Humans.The Journal of clinical endocrinology and metabolism; 96: E463–E472
63. Mariana G Figueiro et al. (2011) The impact of light from computer monitors on melatonin levels in college students.Neuro endocrinology letters;32 (2) :158-63
64. Melanie Knufinke et al. (2019) Restricting short-wavelength light in the evening to improve sleep in recreational athletes - A pilot study.European journal of sport science;19:728-735
65. Kimberly Burkhart et al. (2009) Amber lenses to block blue light and improve sleep: a randomized trial. Chronobiology international;26:1602-12
66. Rochelle Ackerley et al. (2015) Positive effects of a weighted blanket on insomnia.Journal of Sleep Medicine & Disorders; 2: 1022
67. Brian Mullen BS et al. (2008) Exploring the Safety and Therapeutic Effects of Deep Pressure Stimulation Using a Weighted Blanket.Occupational Therapy in Mental Health;24:65-89
68. Paul Gringras et al. (2014) Weighted blankets and sleep in autistic children--a randomized controlled trial. Pediatrics;134:298-306
69. Shahab Haghayegh et al. (2019) Before-bedtime passive body heating by warm shower or bath to improve sleep: A systematic review and meta-analysis.Sleep Medicine Reviews;46:124-135
70. Marie-Pierre St-Onge et al. (2016) Effects of Diet on Sleep Quality.Advances in nutrition; 7: 938–949
71. Clarinda Nataria Sutanto et al. (2020) Association of Sleep Quality and Macronutrient Distribution: A

Systematic Review and Meta-Regression.Nutrients;12:126

72. Marie-Pierre St-Onge et al. (2016) Fiber and Saturated Fat Are Associated with Sleep Arousals and Slow Wave Sleep.Journal of Clinical Sleep Medicine.;12:19-24
73. Robert P Smith et al. (2019) Gut microbiome diversity is associated with sleep physiology in humans.PLoS One;14:e0222394
74. Kees Meijer et al. (2010) Butyrate and other short-chain fatty acids as modulators of immunity: what relevance for health? Current opinion in clinical nutrition and metabolic care;13:715-21
75. Maddalena Rossi et al. (2005) Fermentation of Fructooligosaccharides and Inulin by Bifidobacteria: a Comparative Study of Pure and Fecal Cultures.Applied and environmental microbiology;71: 6150–6158
76. D L Topping et al. (2001) Short-chain fatty acids and human colonic function: roles of resistant starch and nonstarch polysaccharides.Physiological reviews;81:1031-64
77. Tanjavan der Zweerde et al. (2019) Cognitive behavioral therapy for insomnia: A meta-analysis of long-term effects in controlled studies.Sleep Medicine Reviews;48:101208
78. Michael Ussher et al. (2009) Effect of isometric exercise and body scanning on cigarette cravings and withdrawal symptoms.Addiction;104:1251-7
79. Blaine Ditto et al. (2006) Short-term autonomic and cardiovascular effects of mindfulness body scan meditation.Annals of behavioral medicine : a publication of the Society of Behavioral Medicine;32:227-34
80. Michael K Scullin et al. (2018) The effects of bedtime writing on difficulty falling asleep: A polysomnographic study comparing to-do lists and completed activity lists.Journal of experimental psychology. General;147:139-146
81. Colleen E Carney et al. (2012) The consensus sleep diary: standardizing prospective sleep self-monitoring. Sleep;35:287-302
82. Arlener D. Turner et al. (2017) Is purpose in life associated with less sleep disturbance in older adults? Sleep Science and Practice;1:14
83. Aliya Alimujiang et al. (2019) Association Between Life Purpose and Mortality Among US Adults Older Than 50 Years.JAMA network open;2:e194270
84. Ushma S. Neill (2012) Skin care in the aging female: myths and truths.The Journal of clinical investigation; 122: 473–477
85. Ichiro Iwai et al. (2013) Stratum corneum drying drives vertical compression and lipid organization and improves barrier function in vitro. Acta dermato-venereologica;93:138-143
86. Steven Q. Wang et al. (2016) Principles and Practice of Photoprotection. Adis
87. Francis Hx Yap et al. (2017) Active sunscreen ingredients in Australia;58:e160-e170
88. Henry W. Lim et al. (2017) Current challenges in photoprotection.JAAD International;76:S91-S99
89. Maria Celia B Hughes et al. (2013) Sunscreen and prevention of skin aging: a randomized trial.Annals of internal medicine;158:781-90
90. Divya R. Sambandan et al. (2011) Sunscreens: An overview and update.Journal of the American Academy of Dermatology;64:748-58
91. M.S. Latha et al. (2013) Sunscreening Agents A Review.The Journal of clinical and aesthetic dermatology; 6: 16–26
92. Brummitte Dale Wilson et al. (2012) Comprehensive Review of Ultraviolet Radiation and the Current Status on Sunscreens.The Journal of clinical and aesthetic dermatology; 5: 18–23
93. Stefan M Herzog et al. (2017) Sun Protection Factor Communication of Sunscreen Effectiveness: A Web-Based Study of Perception of Effectiveness by Dermatologists.JAMA dermatology;153 (3) :348-350
94. Joshua D Williams et al. (2018) SPF 100+ sunscreen is more protective against sunburn than SPF 50+ in actual use: Results of a randomized, double-blind, split-face, natural sunlight exposure clinical trial.Journal of the American Academy of Dermatology;78:902-910.e2
95. Nicholas Schmidt et al. (2011) Tretinoin: A Review of Its Anti-inflammatory Properties in the Treatment of Acne.The Journal of clinical and aesthetic dermatology; 4: 22–29
96. Stefano Veraldi et al. (2013) Short contact therapy of acne with tretinoin.The Journal of dermatological treatment;24:374-6
97. Eric S. Kim et al. (2017) Optimism and Cause-Specific Mortality: A Prospective Cohort Study.American Journal of Epidemiology;185:21–29
98. Lewina O. Lee et al. (2019) Optimism is associated with exceptional longevity in 2 epidemiologic cohorts of men and women.Proceedings of the National Academy of Sciences of the United States of America;116:18357-18362
99. Becca R Levy et al. (2018) Positive age beliefs protect against dementia even among elders with high-risk gene.

PLoS One;13:e0191004
100. Becca R Levy et al. (2002) Longevity increased by positive self-perceptions of aging. J Pers Soc Psychol;83:261-70
101. Paul Kenneth Hitchcott et al. (2017) Psychological Well-Being in Italian Families: An Exploratory Approach to the Study of Mental Health Across the Adult Life Span in the Blue Zone.Europe's journal of psychology;13:441-454
102. Wilver, N. L., Summers, B. J., & Cougle, J. R. (2020). Effects of safety behavior fading on appearance concerns and related symptoms. Journal of Consulting and Clinical Psychology; 88: 65–74
103. Grace Holland et al. (2016) A systematic review of the impact of the use of social networking sites on body image and disordered eating outcomes.Body Image;17:100-110
104. RSPH (2017) #StatusOfMind Social media and young people's mental health and wellbeing https://www.rsph.org.uk/static/uploaded/d125b27c-0b62-41c5-a2c0155a8887cd01.pdf (2020年11月1日閲覧)
105. Jessica C Levenson et al. (2017) Social Media Use Before Bed and Sleep Disturbance Among Young Adults in the United States: A Nationally Representative Study.Sleep;40
106. John S. Hutton et al. (2020) Associations Between Screen-Based Media Use and Brain White Matter Integrity in Preschool-Aged Children.JAMA Pediatr;174:e193869
107. Happiness Research Institute (2015) The Facebook experiment does social media affect the quality of our lives? https://www.happinessresearchinstitute.com/publications (2020年11月1日閲覧)
108. Laura M Hsu et al. (2010) The Influence of Age-Related Cues on Health and Longevity.Perspectives on psychological science : a journal of the Association for Psychological Science;5 (6) :632-48
109. Alexander, C. N., & Langer, E. J. (Eds.). (1990). Higher stages of human development: Perspectives on adult growth. Oxford University Press.
110. Isla Rippon et al. (2015) Feeling old vs being old: associations between self-perceived age and mortality.JAMA internal medicine;175:307-9
111. Yannick Stephan et al. (2016) Feeling older and risk of hospitalization: Evidence from three longitudinal cohorts.Health psychology : official journal of the Division of Health Psychology, American Psychological Association;35:634-7
112. Francisco Rodríguez-Cifuentes et al. (2018) Older Worker Identity and Job Performance: The Moderator Role of Subjective Age and Self-Efficacy. Int J Environ Res Public Health;15 (12) :2731
113. Juyoung Park et al. (2020) A Narrative Review of Movement-Based Mind-Body Interventions: Effects of Yoga, Tai Chi, and Qigong for Back Pain Patients.Holistic nursing practice;34:3-23
114. DianneNeumark-Sztainer et al. (2018) Yoga and body image: How do young adults practicing yoga describe its impact on their body image? Body Image; 27:156-168
115. Sara Elysia Clancy (2010) The effects of yoga on body dissatisfaction, self-objectification, and mindfulness of the body in college women. Washington State University, ProQuest Dissertations Publishing. 3437155
116. Jessica M Alleva et al. (2015) Expand Your Horizon: A programme that improves body image and reduces self-objectification by training women to focus on body functionality.Body Image;15:81-9
117. Angelina R. Sutin et al. (2013) Perceived Weight Discrimination and Obesity.PLoS One; 8: e70048
118. Allison C Kelly et al. (2014) Self-compassion moderates the relationship between body mass index and both eating disorder pathology and body image flexibility.Body Image;11:446-53

## part4

1. Lauri Nummenmaa et al. (2020) Lowered endogenous mu-opioid receptor availability in subclinical depression and anxiety.Neuropsychopharmacology;45:1953–1959
2. Zoe Diana Draelos (2007) Skin lightening preparations and the hydroquinone controversy.Dermatologic therapy;20:308-13
3. Farid Menaa et al. (2014) Chapter 63 - Polyphenols against Skin Aging.Polyphenols in Human Health and Disease;1:819-830
4. Joseph Michael Northey et al. (2018) Exercise interventions for cognitive function in adults older than 50: a systematic review with meta-analysis.British journal of sports medicine;52:154-160
5. Roy J Hardman et al. (2016) Adherence to a Mediterranean-Style Diet and Effects on Cognition in Adults: A Qualitative Evaluation and Systematic Review of Longitudinal and Prospective Trials.Frontiers in nutrition;3:22

『不老長寿メソッド　死ぬまで若いは武器になる』
メソッド索引

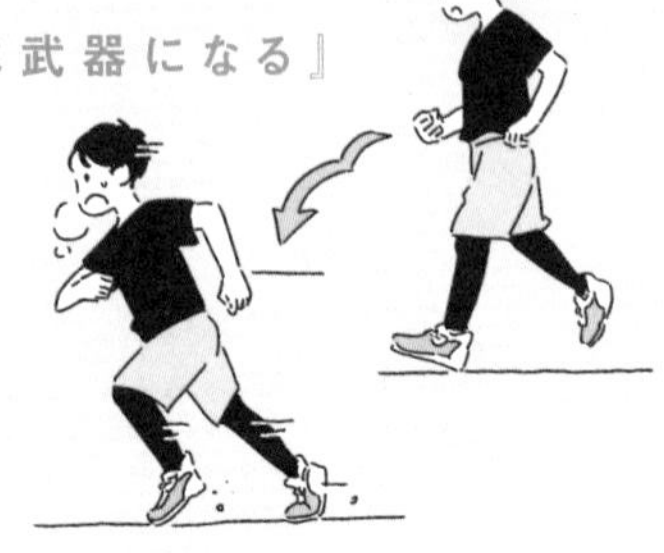

## CHAPTER 2 運動

### 技法 1 プログレス・エクササイズ



## CHAPTER 3 毒とファスティング

### 技法 2 AMPK食事法



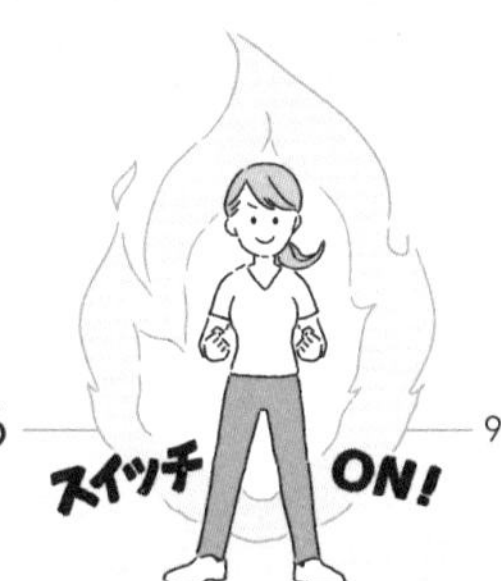

## CHAPTER 4 メンタル

### 技法 3 エクスポージャー

## CHAPTER 5 栄養素

### 技法 1 クオリティ・ダイエット

## CHAPTER 6 睡眠

### 技法 2 マルチプル・レスト

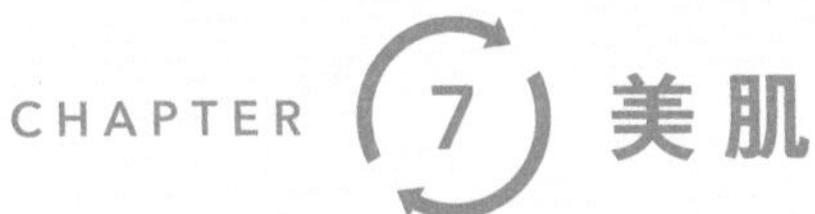


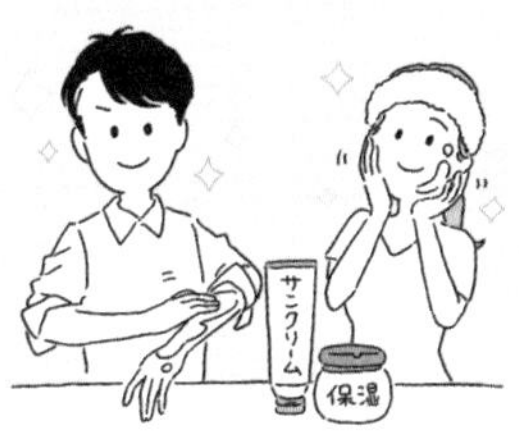


## 技法3 世界標準メンテナンス

## CHAPTER 8 脱洗脳

### 技法 4 デプログラミング

【著者紹介】

**鈴木　祐**（すずき・ゆう）

◉——新進気鋭のサイエンスジャーナリスト。1976年生まれ、慶應義塾大学SFC卒業後、出版社勤務を経て独立。10万本の科学論文の読破と600人を超える海外の学者や専門医へのインタビューを重ねながら、現在はヘルスケアや生産性向上をテーマとした書籍や雑誌の執筆を手がける。

◉——自身のブログ「パレオな男」で心理、健康、科学に関する最新の知見を紹介し続け、月間250万PVを達成。近年はヘルスケア企業などを中心に、科学的なエビデンスの見分け方などを伝える講演なども行っている。

◉——著書に『最高の体調』（クロスメディア・パブリッシング）、『ヤバい集中力』（SBクリエイティブ）他多数。

**不老長寿メソッド　死ぬまで若いは武器になる**

2021年２月１日　　第１刷発行
2021年３月12日　　第４刷発行

著　者——鈴木　祐
発行者——齊藤　龍男
発行所——株式会社かんき出版
東京都千代田区麹町4-1-4 西脇ビル　〒102-0083
電話　営業部：03(3262)8011㈹　編集部：03(3262)8012㈹
FAX　03(3234)4421　　振替　00100-2-62304
https://kanki-pub.co.jp/

印刷所——ベクトル印刷株式会社

　ISBN978-4-7612-7530-3 C0030